ハンセン病を生きる

人間回復

志村康
Yasushi Shimura
編集・構成◉北岡秀郎

花伝社

人間回復——ハンセン病を生きる◆目次

補章……203

第一章
私の弔い合戦

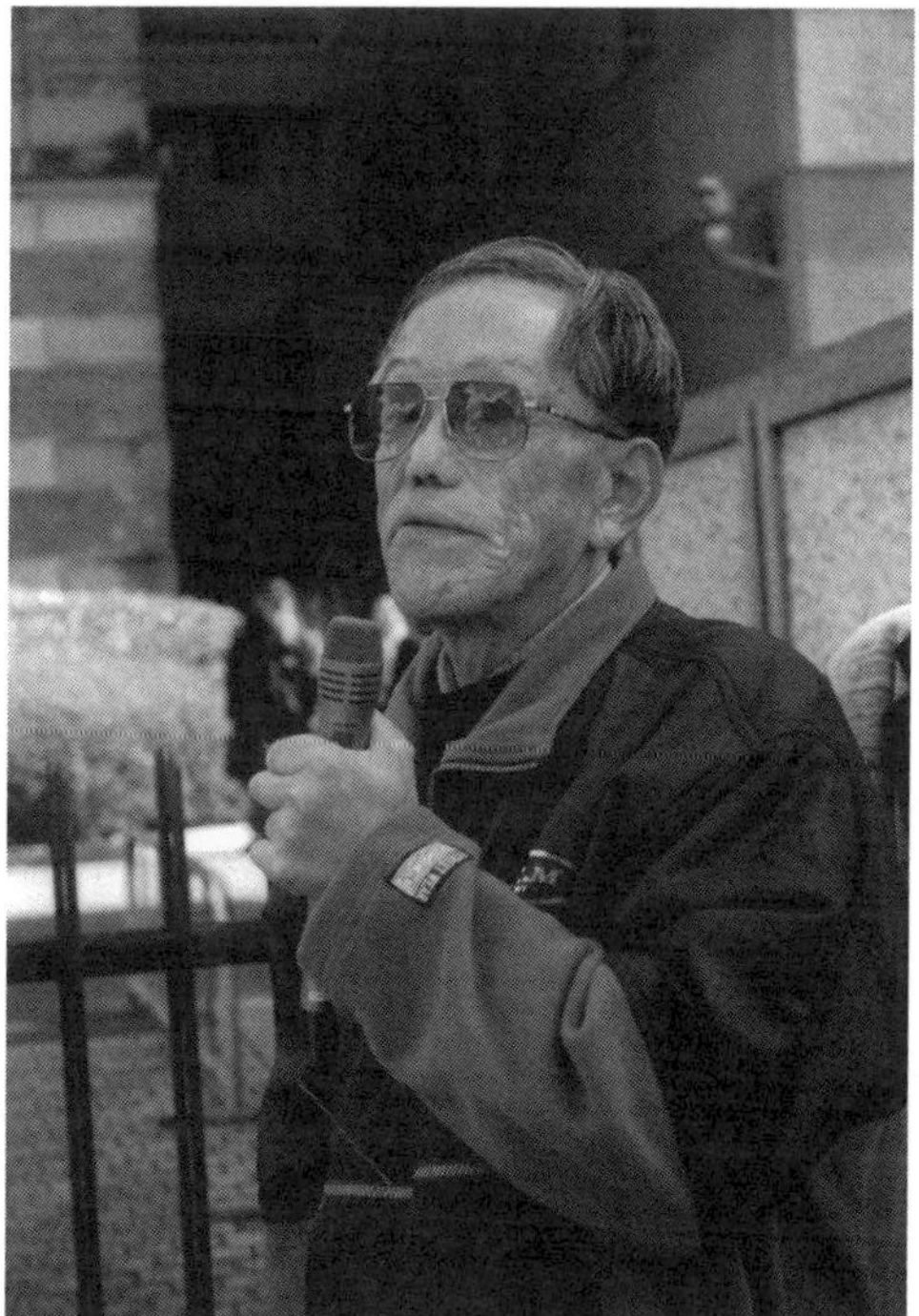

著者・志村康。熊本地裁で。1999 年 2 月 19 日。

戦中戦後の少年期

私は、旧制中学の三年の最後に熊本の菊池恵楓園に来ました。ちょうどその年、学制が変わって四年生からは自動的に新制度の高校になりました。中学三年の試験を全く受けていない私は、本来は卒業できないのですが、「休学は長期になりそうだ」と学校に伝えたところ、「また編入試験というのは面倒だから」と、そのまま卒業となりましたが、一学期間は高校に籍だけありました。

学校は、「学籍を置いておきたかったら置いておきなさい」と言いましたが、そんなに短期間で出て来られるわけでもなく、「恵楓園に入っている」と言うわけにもいかないので、一学期ほど月謝だけ納めて辞めました。学校には一日も通っていませんから、厳密にいうと高校中退ということになるのでしょうか。

とにかく私たち世代は勉強していないのです。中学に昭和二十年四月入学し、出征兵士の家の麦刈り、田植え、その合間には学校の演習林の草取りなどの勤労奉仕ばかりでした。学校の柔道場や剣道場、講堂には軍人のおじさん達がたくさんいました。学校から二、三キロ離れたところに飛行場を造るということで航空隊が来ていたのです。

私たち県立中学生もゲートルを巻いて登校する時には、着剣し門衛として立っている三年生に敬礼をして入っていました。学校には配属将校がいて、手榴弾《しゅりゅうだん》投げの練習もありましたが、重くてなかなか投げられないでいると、「今の距離だったら、おまえが死ぬぞ」と言われまし一年生の時は軍人勅語「一つ、軍人は……」、あれを一節ずつ巻紙に書いていかないといけないといけない、そんな毎日でした。

戦争も押し迫ってくると、唐津の方に米軍が上陸するらしいという話があって、近くの炭鉱の近くの山に防空壕を掘る手伝いにも行きました。招集がかかった兵隊さんたちが、削岩機もない中、長い鉄の棒を使ってコツコツと穴を開け、穴が開いたらダイナマイトを入れて爆発させるという作業をしていました。「そこに機関銃や野砲などを入れて、国道を通るであろう米軍を迎え打つんだ」というようなことを言っていましたが、入れるべき銃器など既になかったでしょうけれど。

学校での試験は一学期しか受けていません。一学期の試験で成績が上位五番目くらいの人には、「お国のため」と陸軍幼年学校の試験を受けるように学校側が親を説得していました。

そして、中学一年の八月が終戦です。もう学校はひどい混乱状態で、生徒を殴っていた漢文の教師や柔剣道の教師、教練の教師は居場所がなくなって辞めていきました。今まで「敵性語」ということでタブーとされていた英語の教師が幅を利かせ始めて、中学三年の時に赴任してきた横浜の外語大学出身の校長は、いきなり英語で就任の挨拶を行ったりしました。

終戦の翌年、二年生の時には、戦地から兵士が引き揚げて来るようになって、俗に特攻くずれというようなガラの悪い人たちをたくさん目にするようになって、「うわぁ」と思ったこともありました。煙草は吸うし、そんな雰囲気の中で学校が成り立つはずもありません。それまでお国のためにと、死ぬことばかり教えられ考えてきていたのですから。皆、目標を喪っていました。我々の世代で世に出た人は一人も居ないでしょ。ボンクラばっかり。出来の良いのは特攻に行って死んでしまっているのですから。

「レプラ！」の衝撃

この病気のことについては、最初、顔に斑紋が一つ出たのですが、自分では気づきませんでした。夏休みに学校のグラウンドの草取り作業の時に、教師から「おい、どうしたのか？」と尋ねられたので、「何ですか？」と聞き返したら、「おまえ、顔に何かできているぞ」とまた言うので、「はぁ？」と鏡を見ると赤くなっていました。普段は変わりなかったのですが、激しい運動をしたり、たくさん汗をかくとパァーと赤みが出るのです。あれっと思っていたら、そのうちに顔が浮腫《むく》むようになってきました。

中学二年の頃だと思うのですが、当時、天然痘が流行《はや》っていました。その頃の生物の授業時間に、教師が「伝染病について知っている人は手を上げろ」と言ったのです。普通はその答えとして、「ペスト」や「コレラ」などが思い浮かぶと思いますが、たまたま隣の席にいた級友が「レプラ」と言いました。その時初めて、私は「レプラ」という言葉を聞きました。そこで教師が「もし、レプラになった場合は瀬戸の小島に収容されて断種させられる」と言ったのです。そこでクラス中が「エエッー！」と異様な声を発したのです。

その時、既に私はハンセン病に罹患していたわけですが、県立病院では先天性梅毒と診断を受けて治療をしていたので、自分の病気とは違うだろうと他人事のように思って、その授業を受けていました。そして、レプラというのは遺伝病であろうと考えていたのです。何故かというと、瀬戸の小島に強制収容されて、尚且つ断種させられるというのですから。「断種ということならば遺伝ではないか」と考えたのです。それは私だけではなく、クラスメイトたちも同じように感じていたと思うのです。

その授業からしばらく経って、どうも今の治療では思わしくないということで、県立病院から別の専門医に変わったのですが、そこでも「県立病院の診断は正しい」として治療が開始され、六〇六号サルバルサンという薬を、週一回注射していました。注射針を慎重に血管に射すのですが、プッと入ると強烈な臭いがして、入れ終えて三分もすると悪寒がし始め、布団を頭から二枚も三枚も被ってガタガタ震えるのです。

私のような梅毒との誤診例は多いのです。ハンセン病というのは開業医から転じて恵楓園に来られた医者に聞いても、「梅毒は十人診てもハンセン病は一人も診ていない」と言います。患者の数が全く違うので、初期は誤診が多くありました。ハンセン病には、いわゆる神経型のH型とボーダーとL型とがありますが、このL型に関してはワッセルマン反応が出るらしく、L型に近いボーダーにも出るようです。それで間違われてサルバルサンを打っていたわけです。

このような状態でしたから、このままではいけないと紹介状を書いてもらい、父親と一緒に九州大学病院に診察に行きました。その頃には、もうかなり顔が浮腫《むく》んでいました。病院では、私より後で受付をした人が次々と先に診察されていくので、何かおかしいなとは感じていました。そして、とうとう私は一番最後になってしまいました。診察室に入った私を学生がぐるりと半円形に取り巻く中、右上腕の内側の小豆のようなできものを、「これだ、これだ」と言いながら、顕微鏡で見て標本で調べてハンセン病だということがはっきりしたのです。

私が恵楓園に入って翌年か翌々年に着任された九州大学医学部の中山先生が、その時のことを「医学部内でレプラ患者が来た！　と学生が騒いでいた」と話されました。

そして、大学教授が「今は、良い薬が出来た。これくらいの病状だったら心配いりません。熊本に菊池恵楓園という専門の療養所があるから、そこに行った方が良い。早く注射が手に入る。自分たちの大学では手に入りません」と教えてくれました。プロミンの効果というのは既にわかっていましたし、そう言ったのは九州大学の皮膚科ですから。それでここに来たわけです。

父親は、その半年くらい前まで国鉄に勤めていて、いわゆる「らい患者専用列車」のことも知っていました。国鉄業務の中に、伝染病患者に対する扱いの規則（マニュアル）があったらしく、父はそういう知識を少し持ち合わせていたようで「消毒などはどうなりますか？」と尋ねていましたが、私には何のことか全くわかりませんでした。その先生は、「これは法に基づいて県に届けなければなりません。それで今から診断書を書いて県に出しますが、県庁に届いてそこから所轄の保健所に出すまで三日かかりますから、今すぐ恵楓園宛ての紹介状を書くので出来るだけ早いうちに療養所に行ってください。それと、息子さんの持ち物は全部焼却してください。そして、普通の消毒薬で良いですから部屋を拭いてください。保健所が来た時には、〝大学の指示通りにしました〟と言えば家を消毒されることはないでしょう」と教えました。

それで一日がかりで身の回りのものを整理して翌々日（というのも診断を終えて家に帰り着いたのは夕方でしたから）、未明に朝一番の列車で恵楓園に来ました。昭和二十三年の三月のことです。

病気がわかった時には、すぐ死のうと思いました。この病気だと宣告されて真っ先に浮かんだのは、先に話した生物の時間の「レプラになったら瀬戸の小島に収容される」という教師の言葉。海で遮断された小島の生活……。しかし、そういうことは私の頭の中では考えられないわけですし、更に断種。これは本当に死ぬしかないだろう、生き長らえてもしょうがないじゃないか、という風に考えました。まだ十五歳でしたから。

瀬戸の小島と思っていたら……

ところが、着いたところは、瀬戸の小島ではなく熊本の恵楓園だったのです。父親に連れられて電車を降りた時、目にしたのは裏門から現れた松葉杖をついた白衣姿の人。そう、傷痍軍人が出てきたものですから、てっきり傷痍軍人の施設だと思っていたところ、その人が園に入って行きましたし、官舎辺りで障害を持った職員の子どもが遊んでいたので、ここは身体に障害のある人もいるんだなと思っていました。

それから受付に行くと、「満杯で入ることは出来ません」と言われました。当時、恵楓園は現在の半分ほどの約一千床で満杯状態。一千床拡張前の空きのない状態で、その後の昭和二十五、六年頃から園の東側半分が出来たのです。そういう状況でしたが、帰るわけにはいきません。帰ったら、家を消毒されますし、消毒がどんなものであるか……。家のすぐ近くで天然痘の人が出た時に見ていますから。――外で警察が縄を張り、その内側を保健所の職員が消毒する――そんな状態にされると……という思いがありました。

強制収容しないといけないような強烈な伝染病で、断種までする。そして、家は消毒される。ところが、そういう患者が自ら「入ります」と言って来たのに、「満床だからお断りします」と。そんな馬鹿な、何か間違っている。何だろう、これはますます得体が知れない何か……不可思議なそういう思いがありました。

とにかく帰るわけにはいかないので、再度「入れてほしい」と頼むと、「ちょっと待ってください、自治会の方に連絡しますから」と言われました。すると、当時自治会の副総代だった増重文さんが、「うちの部屋が空いているからうちに入れろ」と言ってくれたので、私は一時収容所を経ることなく、すぐに増さんの大部屋に入りました。これが予防法闘争の時に闘った、あの増さんとの縁でした。

その空いていた部屋の私の前に居た人は左手が悪かったらしいのですが、社会復帰するために後遺症のあるその左手をストンと切断して出て行ったそうです。当時はそうまでしないと出られませんでした。そのようにして出て行った人の後が空いているからということで入れてもらえたのです。


現在の福祉課の辺りに患者係というものがあって、そこで入園手続きをしました。その時同時に渡されたのが解剖願書です。一般には解剖同意書といわれていますが、「もし亡くなった場合には医学の進歩のために解剖に御協力ください」というようなものです。先日、副会長に聞いたところ、「ここのは解剖同意書ではない。あれは解剖願書だったんだ」と。〝もし私が死んだ時には、どうぞ解剖してください〟とお願いする書類だったということなのです。今も自治会にあるのかもしれません。

その書類を書くことは入所の一つの条件だと思っていました。こんな病気になったら死んだ方が楽だろうとずっと考えていたものですから、死んでからの解剖書なんて知ったことかというような、投げやりな自棄《やけ》っぱちなところがあったのです。

それから二週間ほど経って園長回診がありました。園長は私を見るなり、「おい、君、六〇六号を打ったんじゃないか?」と訊きました。「はい」と答えると、「君、それは取り返しのつかないことをしたんですよ。なぜ打ったんだ」と言ったのです。そんなことを言われても、私は何もわからない十五歳の少年で、おまけに頼んで打ってもらったわけでもなく、医者が誤診して打ったのだから……。とにかく、園長の第一声は「取り返しのつかないことをしたんですよ」だったのです。

後で調べてもらったら、L型とかの場合は六〇六号を打ったら急速に症状が悪化するようです。このサルバルサンは今問題になっていますが、有機ヒ素製剤です。劇薬も劇薬、それはそれはとんでもない薬です。それを戦後の栄養失調の子どもに大人の量を打っているのですから、悪化するのは当たり前です。私も三本くらい打った時に、眉毛が少し抜け始めて顔が浮腫《むく》んできたのですから。

私を診察した園長が「こりゃいかんよ、君、取り返しがつかんよ」と。その直後「少し我慢して」と言って、いきなり睾丸に針を刺したのです。第二次性徴で産毛のようなものも生え始めた思春期の私に、周りに看護婦がいる中で一切の説明も麻酔もなしに為されるがままに行われました。若く、そして病気も体に現れていない、本当にモルモットのような良い研究材料だったのではないでしょうか。強制収容された者全員がこんな検査をやってはいないと思います。されたのは私ぐらいではないでしょうか。

口に出せないような、色々なことをされた人がいると思います。そう考えると、光田健輔[*注]などは顕微鏡を覗いて何をし、考えていたのか知れたものではありません。

＊注　光田健輔（一八七六〜一九六四）。医師、病理学者。東京市療育園就任時代からハンセン病に取り組み、患者隔離が唯一の予防法と主張した。一九〇九年に全生病院（東京）医長に就任すると患者への断種手術を開始。患者家族の断種も主張したが実現しなかった。一九三〇年癩予防法改定の推進、無癩県運動の中心として患者強制収容の指揮を取った。

相愛互助

私が入所した頃は、一室三十六畳に定員が十八人くらいだったと思います。ところが、全員が部屋にいるわけではなく、付き添いに出ている人、不自由舎の世話をする人や炊事をする人など、それぞれ何日も別室に泊まり込んでいたりという感じで半分ほどの人しか在室していないのが通常でした。

当時、ここに中学校の分校と小学校があったので、年齢的に「もう一年中学校に行きませんか」という話もありましたが、「勉強は好かんけん、もうよか」と言って行きませんでした。最初に作業に行ったのは外科場でした。若く、まだ手も悪くありませんでした。当時は看護婦さんが少なかったので、彼女たちは消毒してガーゼを付けるだけで、その他の絆創膏《ばんそうこう》を貼ったり、包帯巻きなどを私たち入所者がしました。

その頃は正式な外科の医者は一人だけで、あとの二人は元軍隊にいた看護兵でした。今なら明らかに違法ですが、彼らも「先生」と呼ばれメスを握ったりしていました。その人たちは、ここでは断種手術には関わっていなかったようでしたが、他の園では行っていたという実例もあるようです。

外科場に行っていた頃に内科の手伝いもしました。当時は、同室の人が入院したら一日二十四時間、何ヶ月になるか分からない中、亡くなるまで看病するという制度になっていましたから、その手伝いに行ったり、危篤という時には心細いだろうからと応援に行ったりもしました。


ター坊という若い人が居たのですが、彼が危篤だというので、私は夜中から午前四時頃まで彼の脈を取りながら〝死〟というものはどういうことかと考えていたことがありました。彼は水を飲みたがりましたが、本などから得た知識から、そのような状態で水を飲ませてはいけないということを記憶していた私は、口を湿らせてやることしかできませんでした。看護婦に「飲ませてみようか」と言っても、「心臓が停止するかもしれないから湿らすだけにしてくれ」と返されて、その後、顔から色が失われていく中でも水を欲しがったので、再度、看護婦に「もうやろうか」と訊くと、ようやく「じゃあ飲ませて良いですよ」と言ったので、丼になみなみと注いで飲ませてやろうとしましたが、彼は飲みきれませんでした。午前五時頃に亡くなったと思うのですが、最期の最期は当直の医者が診ました。

当時、原則的に付き添いは、自治会が皆に公平に行くよう差配していました。元気な人や付き添いに慣れた人もいますから、その人たちには「この人の付き添いを」と頼んだりもしていました。その頃盛んに言っていたのが、〝相愛互助〟という言葉。一日二十四時間、一ヶ月休みなくやっても作業賃は、煙草を買ったらなくなってしまう、それくらいのものでした。そのような状況ですから、〝相愛互助〟といった精神がなくてはバカらしくてやっていられません。「同病だから」と、それこそ皆、命を削ってやっていました。

ここに入った当初は、「何が療養所か」と思いました。療養所というからには医者や看護婦が中心であるべきなのに、それとはほど遠い現実。内科の医者は二、三人いましたが、外科は一人しかいない。眼科の医者も一人、そういった状態だったのです。

私の入った部屋には、当時自治会の会長をしていた増重文さんがいました。四十代になっていなかっただろう増さんと、全療協中執だった工藤さんも一緒でした。ある時、工藤さんに「おい、ちょっと外科場に行ってくれ」と言われて行ってみると、今から手術が行われる手術室をきれいにクレゾールを使って掃除したり包帯巻きなどの準備をしていて、少し時間が出来たので、何気に手術場の戸を開けて、その手術台の上にポンっと置いてある切断された足を見た私は、それはもうビックリしてひっくり返ってしまいました。切断する時にはヨードチンキで消毒をして包帯で巻いてから行うので、じゃが芋のデンプンではありませんが、包帯の糊と混ざって紫色に変色していた、その色にもまたビックリしたのです。当時はまだ、十五歳でしたから。

魂の渇き

同室にいた工藤さんが、トランペットをやっていたということもあって、入所して直ぐに楽団に入りました。その頃は鉱石ラジオを使っていましたが、これが聞き取りにくくて、その後の昭和二十四、五年頃でしたか、出回り始めたスーパーラジオで進駐軍の放送を好んで聞いていました。

楽団の練習は毎日三時間程行っていました。当園の職員に東京上野の音楽学校でバイオリンを習っていた先生がいらっしゃったので、その人からバイオリンを習いました。しかし、殆ど独学のようなもので、昭和三十五年頃に神経痛が悪化して弾けなくなるまでは、編曲も全て自分で行っていました。

好きなものは年代に応じて変わりました。ソウルミュージックはあまり好みではありませんが、ジャズ、ニューオリンズジャズのような原点のようなものが好きで、ルイ・アームストロングなどのブルースや郷愁を感じさせるものがとても好きでした。中村八大の熊本公演は聴きに行きました。現在は、ブルックナーやマーラーに熱を上げていますが。

映画も随分観にいきました。「新世界」というヨーロッパ系の映画が専門の映画館が熊本市内にあったので、イタリアやフランスのものばかり観ていました。アメリカ型のドンパチ映画は面白くなく、あまり観ませんでしたが、『怒りの葡萄』や、マーロン・ブランドの『波止場』は良かったので、今でも強く印象に残っています。

映画とか公演へは電車に乗ると下ろされたりするので、塀を越えて熊本市内まで自転車で行きました。行きは一時間、帰りは道路はまだ未舗装の時代でしたし、園は高台にあるので、エッチラオッチラと一時間半ほどかかりました。その途中で夜泣きソバを食べて帰ったりしました。

そういう時に、勿論、療養所の巡視に見つかれば止められますから、細心の注意を払いましたが、これだけ広い敷地なので巡視の目も届かない時間もありましたし、彼らの勤務時間は夕方五時までで勤務終了後は何てことはなかったのです。そういう意味では、ここは島の療養所の人達とは全く違う環境だったと思います。

そして、数年後に自治会の書記になりました。一応、旧制中学の中退生ですから（笑）。それで、「これは勉強しないといけないな」と思い、それからよく本を読むようになりました。文字通り文学青年でした。部屋の後ろ方の廊下の近くで夜中から朝まで単行本を一冊は読んでいました。楽団の練習とラジオで音楽を聴くことと、あとは本ばかり読んでいました。乱読で、あらゆるジャンルのものを。例えば難しいものでは、『世界』『改造』や、今のようなものではない昔の『中央公論』とか。そうかと思えば、モーパッサンを読んで喜んでみたりと色々なものに手を伸ばして、本当に読むことが好きでした。

最初は島崎藤村あたりの自然主義文学から入っていったのです。十五歳の頃に『若菜集』を読んでおもしろいなぁと思ったのですが、その後に『破戒』にぶつかって、あれっという気がして、部落問題ということとは別に水平社の問題とはこういうことかと。自分の生き方や自分の置かれている隔離という状況の中で非常に心に響いてきました。それから日本の自然主義文学や古典文学、そういうものを読んでいくうちに飽き足らなくなってしまって、ドストエフスキーなどを読み、その後は小林多喜二などプロレタリア文学に引き込まれ『蟹工船』に触発されて、世の中を肯定的に見るのではなく、先入観などを取り払った先に我々の求めるものがあるのではないかと傾倒していきました。

そうした頃に社会主義研究会が出来ました。多くの若い人が参加していたと思います。私も参加したかったのですが、当時、懲戒検束規定が生きていて、警察などが隠れて赤狩りのようなことをやっていましたので、「もし捕まったらかわいそうだから参加するな」と言われてやめました。その頃にはサルトルやカミュにも傾倒して実存主義の面白さも知りました。『改造』を読むために哲学にも挑んでみたのですが、そこで自分に学力のないことが悲しいほどにわかりました。

らい予防法闘争へ

らい予防法に関わるきっかけというか原点は、先述した中学三年の生物の授業での出来事になります。当時でも六法全書を持っている生徒など滅多にいませんでしたが、それがどうしたことか、買ったのか記憶は定かではないのですが、小六法を持っていたのです。その中に、確かに優生保護法の中に「らい」が入っているのですが、「らい」というのは伝染病ではないのか？　それが何故？　という疑問を持っていたのです。

園には予防法のことを研究していた先輩がいました。フィリピンやメキシコ、アメリカもあったでしょうか、世界何カ国かの予防法を取り寄せて研究していました。私はそれを見て「日本はおかしい」と思ったのです。そこで、昭和二十五年にはプロミン獲得運動で出来ていた全癩患協に「この予防法というものはおかしい」と訴えて、代議士を通じて議員立法に持ち込もうと、社会党の長谷川代議士が動いたのです。

それ以前にも草津楽泉園の重監房を共産党の議員が調査し、その後、告発したことがありました。昭和二十五年頃に山梨県で一家心中事件がありました。そういうこともあって、これではいけないという気運が高まり、「らい予防法」に関心が集まっていったのです。私はまだ十代で若かったのですが、その頃から反体制的な気持ちを持つようになったのではないかなと思います。死ぬ間際まで私に「付き添いはいらないから帰って原稿を書け」と言ったSさんも予防法について一生懸命に取り組んでいました。そういう人達は、後に共産党や社会党左派の集団になっていきました。当時からそういう兆しはありましたが、懲戒検束規定があり、かつ宮崎園長[*注]という存在がありましたので、皆、隠れるように活動していました。そういう状況でしたから党の名乗りを上げるというのはもう少し後になったのだと思います。

＊注　宮崎松記（一九〇〇〜一九七二）。医師。一九三六年、菊池恵楓園の前身・九州療養所に就任。一九五八年退職まで菊池恵楓園の園長を務めた。一九五一年のいわゆる「三園長証言」で患者を古畳の埃にたとえ「たたけば叩くほど出てくる」などと証言し反発を受けた。戦後、第二次無癩県運動を推進し、恵楓園の一千床増床に伴う強制収容を指揮した一人。退職後、インドのアグアでの救らいセンターの設立に尽力。飛行機事故で死亡。

「三園長の国会証言」、あれがわかったのは昭和二十七年でした。

翌二十八年の予防法闘争の頃、私は内科外来のメッセンジャーのような作業をしていました。朝、診察室に行って掃除をした後、その日の受診者票を準備整理して、医者の診察後に投薬の指示が出ると、医局に行って薬を各部屋毎に分けておきます。また、診察の必要のない簡単な胃薬や薬だけ必要な人の場合には、カルテに医師の印鑑を押して薬を渡したり、現在の園の職員のメッセンジャーよりももっと細かく仕事をしていましたから、今でも園定処方などは覚えています。

そうしている中で、作業ストライキが始まったのですが、私には「仕事はしなくても良いから職場に残れ、トラブルがあったらいけないから」と言われましたが、「ええぃ！　じっとしていられるか！　ハンストに入る！」と勢いよく加わりましたが、四日目に呼吸とプルス(脈)がおかしいと、敢えなくドクターストップがかかってしまいました。

その時にストライキに加わった人は三十人程いたでしょうか。いくつかの空き部屋に分かれて眠っていました。先発数人に次々に加わっていきましたが、その先発の人から徐々に口もきけないようになってダウンしていきました。麦茶だけで四日間頑張って、それでドクターストップ。それでも当時は、やはり「これは、どうでもこうでもやらなきゃいかん！」という強い気持ちがあったのです。

宮崎園長の国会証言に「患者のいわゆる自由主義の履き違いで、らい患者といえども拘束を受けるいわれはない。自由に出歩いても何ら咎めるべきではない。結核患者を見ろ、同じ伝染病で結核患者は自由に出歩くことができるのに、らい患者が出歩いてはいけないことはないというようなことを申す状態であります」云々というのがありますが、あれは恵楓園の向かいに再春荘という陸軍か海軍の結核療養所の施設があって、そこの人たちは毎日白衣を着て散策しているのです。これに対して、ここは一歩でも外に出れば文句を言われ、巡視に見つからずに外に出られても近所の人から通報が入って捕まってしまいます。この違いは何なのだと。あちらは明らかに空気感染で、看護婦たちも感染して発病しているのに、ここはそういう感染は全くない。にもかかわらず、何故こういう厳重なコンクリートの高くあつい塀に囲まれるという「隔離」という状態になっているのだ？　これはおかしいと疑問を抱くわけです。

実際には、光田健輔は「亡国病」とも言われていた結核も隔離したかったのですが、何しろ患者の数が多くて不可能でした。そこで、ハンセン病だけを隔離撲滅の対象にしたのです。これはつくられた恐怖であり、その上での「らい予防法」なのです。

私は光田健輔の医学者としての良心というものに非常に疑問を持っています。光田は医学者ではありません。優生思想を持った政治家、ナチスのホロコースト（ユダヤ人大虐殺）と同じような思想の持ち主、更に国会で「家族の断種をせよ」とまで言っています。こういう人物に対して「黙って見ているわけにはいかん！」という気持ちが、私を予防法闘争へと駆り立てていったのです。

過激に聞こえるかもしれませんが、私は若い頃から一貫して「光田健輔の文化勲章を剥奪すべきだ」と、そして「ハンセン病に対する原罪を何よりも光田がつくってきた、罪の原点はそこにある」と言っています。これについて、厚生省は「〝救らいの父〟と言われている人から剥奪せよというようなことを言っても、国民の支持は受けませんよ」と言いますが、私はただ真実を言いたいだけであって、支持を受ける受けないということは全く問題ではないのです。いつか機会があれば、裁判の場ででも、昭和二十六年の国会証言を取り上げて文化勲章剥奪を言わなければならないと思っています。

組織の総力を挙げて闘った予防法闘争以降は、ここも随分自由になりました。例えば政党活動も積極的に外に行って参加できるようになりましたし、外からも入って来るようになりました。

園内外がそのようになってきたので、その後「逃走」はあまりなかったと思います。退所基準に達していなくても家庭の事情でどうしても家に帰らなければならないという人たちは、自治会が園長と交渉して年一回園から医者を派遣して診察に行くなどの条件付きで「黙認逃走」という形ではありましたが、そういう人に対して保健所は何も言ってきませんでした。

私は昭和二十三年にここに入りましたが、「監禁室に入れられた」という話も聞いていません。自治会もしっかりしていましたし、増さんのことを引き合いに出しますが、医療刑務支所の園内設置が計画された時、寒い中、患者係の所で上着一枚を着ただけで座り込み、「園長出て来い！　患者を待たせて出て来ないというのか、それでも人間か！」「もし（医療刑務支所の）園内設置を強行するなら、私の脳天に杭を打て！」と叫んで。とうとう園長は、真夜中に寝床から出てきて「迷惑をかけました」と謝りました。腹を括《くく》ってやっていたそういう人たちには反発もありましたが、同時に信頼も集めていました。

患者作業を職員に移管するためのストライキも行いました。それまでのハンセン病療養所という所は、すべて患者による作業で成り立っていたわけです。その作業での賃金（作業賃）の値上げの要求をすると、食事が悪くなるのです。それは園に配分される総予算が決まっている中でやりくりをするからなのでした。私も昭和二十三年に入所してから具合が悪くなり数度の入院以外は殆ど働いてきました。身体に抵抗力がない状態で働くことで体調を崩したりケガをして悪化してしまう、そんな悪循環のくり返しでした。

例えば、毎年の暮れの大掃除は義務ですが、元気な人は強制的に全員参加で、現在のものより大きなサイズの畳を若い人全員が、両手に一枚ずつ抱えて運ぶ作業で指を傷つけてしまい悪化して指を落としてしまう人も多くいました。それでも働かなくては僅かなお金すらもなく、加えて身体の不自由な人や体力のない人、弱い人も働いているような状況に、私の性分上、黙っているわけにもいかなかったのです。

菊池事件（一）

予防法闘争から数年後、社会主義青年同盟というグループを作り、私が初代の委員長になりました。活動資金がないので、リヤカーを引っ張って回収した不要品や古新聞を売って資金にし、ガリ版刷りなどに「ここはまだ収容所みたいだから、本来の療養所にせよ！」など治療についても要望を書いたりと頑張っていました。民青が先に在って、その後に県本部からの働きかけで社青同を作ったのですが、闘争の時は社会党の県本部からも沢山応援に来てくれました。藤原道子さん、山花秀雄さん、横路節雄さんや熊本の弁護士だった坂本恭良さんは中央大学の教授で後に代議士になりましたが、菊池事件でもアドバイスを受けました。

菊池事件のＦさんの死刑に関しては、私は見せしめのために早く処刑したと思っているのです。先日、森田竹次さんの『偏見への挑戦』を改めて読み返してみましたが、菊池事件では、その前の昭和二十六年八月一日にダイナマイト事件が起こっています。この事件でFさんは犯人にされてしまうのですが、この事件と同じ年に恵楓園の一千床拡張が行われています。この二つの出来事が密接に関係しているのではと私は考えているのです。

同じ年の十一月にいわゆる三園長の国会証言があります。その中で宮崎園長が、強制収容の困難と法的整備の必要性を説くためにダイナマイト事件を取り上げて、「収容の通知を受けた患者が、自分がらいであることがわかったのは、衛生主任が県に報告したからだと逆恨みいたしまして、一家謀殺を企ててダイナマイトをその衛生主任の家にぶちこんだのであります」と言っています。しかし、この事件の真相は、ある有力者の関係者で病状が重くてもなかなか療養所に入れることが出来ない患者の収容問題があった時に、県衛生課の調査に対して村役場の△△という男が「Fさんは〝らい〟だから恵楓園に入所させよ」と要求したことから始まるのです。Fさんには全く信じられない、寝耳に水の話なのです。そこで、Fさんは大分県の別府の大きな皮膚科の専門医を受診し、「ハンセン病とは関係ない」と診断されました。にもかかわらず、後に殺害された△△という人物は、Fさんに執拗に「恵楓園に診察に行け」と言っていたようで、Fさんは更に久留米医専（現在の久留米大学）も受診し、そこでも「ハンセン病ではない」と診断を受けました。二箇所の診断書をもらっていても、まだ△△は「恵楓園に行け」と執拗に言ってきていました。そういう時に起きたのが、このダイナマイト事件だったのです。

ダイナマイト事件は八月に起きたのですが、Ｆさんの話によると「牛小屋に牛をつないでいたけれど、八月ですから牛蠅とか蚊がたくさんいて、もともと牛小屋なんて薄暗いですから、そういうのも多くいます。それで、牛を外に出して餌を食べさせていたその時に、遠くで〝パン〟という鉄砲のような音がした」ということなのです。

この事件の証拠品とされた物は、導火線の一部とダイナマイトを棒の先に巻いていた布の切れ端なのですが、Ｆさんの家を探しタンスの中に、その切れ端と同じ布があったということがもとで、Ｆさんは犯人にされてしまいました。Ｆさんは「そんなことはしていない」と言ったのですが、一審で有罪にされ、園の患者地帯と職員地帯の間の藪の中にあった拘置所の支所に入れられてしまいました。当時、そこは入所者も気味が悪くて近寄らなかった所でしたし、私もＦさんがそこに入っていることを知りませんでした。

Ｆさんは地裁判決後、費用のかかる控訴を金銭的な問題で行いませんでした。しかし、公判記録を見ても「やっていない」と言っています。母親も「自分の家には、あんな着物はなかった」と話されています。私はその言葉を信じたいと思うのです。

そして、私は今でも、そもそもＦさんが本当にハンセン病であったかどうかということにも疑いを持っています。もし、当園に病気である証拠、それが記載されたカルテ等が存在するならば調べてみるべきだと思います。家族が再審請求しないということなのですが、日弁連として調べる義務があるのではないかと私は思っています。本当に病気であったかどうか、どのような検査で病気と診断したのか、〝……らしい〟〝疑わしい〟というだけで病人としたのか。疑う余地が残っていると思っています。

翌二十七年六月十六日の昼、Fさんは看守の隙を見て脱走したのです。そして七月七日、Fさんに執拗に「恵楓園に行け」と言っていた△△という人が殺害され、その遺体を登校途中の子どもが見つけ、その後Fさんが捕まるのです。Fさんはダイナマイト事件の時に、親族から「死んでくれ」と言われて控訴もしませんでした。ただ母親に会って死ぬために脱走していたのです。

最大の疑問は、警察が当初「遺体の傷跡は刃の薄い刃物によるものだった」と言って農作業小屋に掛けてあった草刈り鎌を持ってきたのですが、遺体を鑑定した熊本大学法医学の世良教授の見解によると、「傷跡から凶器はそれよりももう少し刃が厚い」ということでした。その後、警察はFさんのおじさん宅にあった包丁を持ってきたのです。その包丁を再度鑑定するのですが、刃の身幅が狭いというので、今度は短刀の使い古したものを持って来ましたが、血液反応が全く出ません。その理由として検察側は「農作業小屋の近くにある小さな溜め池で洗ったから反応が出ないのだ」と言い出したのです。二十七カ所も刺している包丁に血液反応が出ないなど、そのようなおかしな話はないでしょう。少なくとも脂肪や皮膚など何らかの反応が出て然るべきなのに、それすらも出ていないのですから。

更に怪しいことに指紋も出ていないのです。それにもかかわらず犯人と決めつける。Ｆさんが捕まった場所は三方を崖に囲まれた袋小路になっているのですが、そこの道路の上の崖から警官がピストルを発砲し、Ｆさんの右上腕部に当たっています。撃たれた様子を見かねた母親が首にさげていたタオルで止血し、その後、菊池の延岡病院に運ばれピストルの弾を摘出したのですが、その手術の最中に警察は供述調書を取ったのです。そんな非常識なことがありますか。本人も動転し自暴自棄になっていた様子で、警察官の問いに対して「ハイ、ハイ」「ウン、ウン」というような生返事をしたようです。ところが、その問いと答えが全て供述調書ということになってしまっていたのです。

二回目の調べからは、Ｆさんは「自分はやってない」と言っています。しかし、僅か一年で死刑が確定しています。そこで再審請求をするのですが、重要な証拠であるタオルがなくなっていたのです。最初に証拠として出されたFさんが持っていたタオルと妹さんが血止めに巻いたタオル、母親のタオルの三本あったタオルが、一本しかなくなっていました。警察側は「このタオルは被害者を刺した時に返り血を浴びたものだ」と言っていましたが、返り血など浴びていませんし、△△は二十数カ所刺されたということですから、犯人は相当な返り血を浴びているはずです。九州大学の鑑定では「Ｆさんのズボンにはほんの小さな血といえなくもない跡があった」という鑑定が福岡地裁に提出されたのですが、それでも犯人にされてしまいました。

そこで、第二審の時から救援が始まったのです。本格化したのは、昭和二十八年。全患協が自由法曹団や国民救済会に支援を頼んで、それから始まっていきました。昭和三十三年になると、百三十三人の有名人も名を連ねて「Fさんを救う会」が発足しました。その中には岩波の編集課長だった玉井乾介さんや多くの国会議員も参加していました。不思議なことですが、何故かその中に中曽根康弘の名もあるのです。

昭和三十七年八月二十五、二十六日の現地調査には、私も自治会役員として同行しました。菊池市の水源地区という園から車で一時間ほどのところです。続けて第二次、第三次の現地調査をしようという計画になっていましたし、福岡県の社会党と共産党それに県評、自由法曹団と国民救済会これらが合同で「救う会」を発展させようとしていた矢先の九月十四日、福岡拘置所でFさんは処刑されてしまいました。現地調査から僅か二ヶ月後のことでした。

菊池事件（二）

実は、私はFさんが処刑される前日の九月十三日に会いに行っていました。

以前は、神経痛で体調がすぐれなかったり手術をしていたので文通だけのやり取りだったのですが、当時、自治会の渉外部に籍があった私は、約一週間おきに刑務支所のFさんに葉書や便せん、封筒や切手などを差し入れしていました。

全患協内では「減刑運動をやるべきだ」と本人を説得していましたが、彼は「犯人ではないのに」と減刑嘆願署名運動に応じることはありませんでした。

Ｆさんには一人娘さんがいました。その娘さんが国民救援会の働きで、埼玉県に預かり先と転校先の高校が決まったので、十三日にその報告に行ったのです。しかし翌朝突然に、Ｆさんは福岡刑務所に移送され、特別抗告の準備の最中に刑を執行されてしまいました。

十四日に園内を自転車に乗って風呂に向かっていたところ、走っているＦさんの弟さんが目に入ったのです。弟さんは園に出入りしていたので知っていましたが、その様子が気になって「どうしましたか？」と声を掛けました。すると、「電報が来た」と。見せてもらうと、それは〝フクオカケイムショニテシス〟という電文でした。それで私はＦさんが処刑されたことを知ったのです。

それを見て直ぐに、その日は東京で全患協の支部長会議か何か大きな会議が行われていましたが、入江信さんを真っ先に呼んで、それから自治会に招集をかけたり電報を打ったりバタバタと動きました。――私が前日に「娘さんのことは解決したから安心してください」と伝えた翌朝早くに福岡に移送されて、その日のうちに亡くなってしまった。――私は非常に大きなショックを受けました。〝まさか〟でした。ですから、最初は処刑などとは、これっぽっちも頭に浮かばず変死だろうかと思ってしまったほどでした。

それから急いで刑務所に電話をしましたが、なかなか応答しません。電話に出ても、「知りません」という対応だけでした。「そんなバカなことがあるか！　こんな電文が来た。いつＦさんをそこに連れて行ったのか！」と何度も訴えるのですが、一切回答はありませんでした。

そこで、園長に代わって電話してもらって、私が娘さんの報告に行った翌朝早くに福岡刑務所に連れて行かれて、その日のうちの処刑されたことがわかったのです。

刑務所に駆けつけて、そこの教誨室の係の人は「立派な最期でしたよ」と言いましたが、私は絶対に立派な最期などではなかったと思うのです。入江信さんたちが福岡刑務所に着いた時には、何故かFさんの柩には既に釘が打ち付けてあったそうです。遺書もありませんでした。注射で眠らせて何かされたのではないかと疑って、柩を開けさせて体中を調べてみましたが、注射の跡も打撲の跡もありませんでした。しかし、――首のところは紫色に変わってしまっていて――酷い様子だったそうです。


今でも、殺人事件などを起こした場合には十年や二十年の刑に処されることがありますが、Fさんの場合は再審請求をしている最中で、証拠調べも警察が故意に紛失しているような疑わしい状況であったにもかかわらず、何故処刑したのか、あまりにも理不尽で理解しがたい話です。どう考えても死刑というのは酷い、見せしめ以外の何ものでもないように思われるのです。

何よりもそれを証明してるのが、三園長の国会証言の中の宮崎松記園長の「即ち、現在の法律では強制収容はできん、そのように自分も考えるし、検事正もそう言った。しかし検事正が言うには、〈強制収容は法的には認められていないけど、どんどんおやりなさい。もし何かあった時には国警と地警（その当時、戦後の昭和二十年代はアメリカの連邦警察と州警察のように日本も国警と地方自治体の警察があり、熊本の場合は県警ですが、その両方に分かれていたのです）にも話をつけてますから、どんどんおやりなさい。面倒なことがあった時には適当に処理しますから〉と検事正が言った。だから、私たちは大船に乗ったつもりでやってます」と、このような内容のことを国会ではっきりと証言しています。

これは明らかにFさんをハンセン病患者にでっち上げ、その上で全くの冤罪であるダイナマイト事件、更に冤罪の殺人事件を背負わせて、らい予防法のため、強制収容のため、更には一千床の増床のためにFさんは殺されたのだと私は考えています。

いま、なぜ、国家賠償請求訴訟か

私がFさんに会った時、彼には全く病気の跡はありませんでした。もっと前に会っていた人たちも「紅いと言えば紅いのが額にあったかな……」という程度で、病気の影も何も感じていませんでした。

——恐怖を煽る、そして収容に従わない者に国家の意志を見せつける——Fさんはそのための犠牲もしくは〝生贄《いけにえ》〟だったのだと私は思います。遺書を書く間もなく殺された、若しくは書けなかったか、書いた遺書は処分されたのでないかと推測しているのです。

再審請求の準備中に、当時社会党の代議士だった故坂本恭良さんが「法務大臣が交代する時は気をつけろ」と、しきりに言っていましたが、それは交代となる前に何人かの処刑に印鑑を押さざるを得ないという暗黙のルールがあるようでした。しかし、そういう状況ではありませんでしたし、救援運動に参加者が増え、これからという時でした。ハンセン病ではなかったと思われるFさんを、彼らは患者として医療刑務支所に入れ、急いで処刑しなくてはならないような差し迫った事情があったのでしょうか。なぜ病人を処刑しなければならないのか、どうにも納得できない道理に合わない話です。

つまり、患者には人権がなかった。もしあったのなら、こんなことはされるはずはありません。患者に対して人権を認めていなかったからこそ、病人として医療刑務支所に収監されていたFさんに死刑の判決を下し、突然の死刑執行をした。この一連の流れが示していると思うのです。

今でも再審請求すべきだという弁護士さんもいます。ご家族が「やる」と仰ったら出来ないことはないのでしょうが、ご家族やご親族には非常に酷なこともありますし、その心境を慮《おもんぱか》るとなかなか難しいと思うのです。

一千床増床後の収容の仕方というのは、それはそれは酷いものでした。とにかく園長が大ボラを吹いて「患者というのは畳のホコリと同じようなもので叩けば叩くほど出るんだ。しかし、ホコリを出しても捨てる場所がない、そのための一千床増床なんだ」と言った手前、未完未達ということになれば責任を問われるので、県の予防課、各自治体の衛生部にハッパをかけたのです。

例えば、昭和三十四年に入所した高齢の女性がいるのですが、高齢の方に対しても「あまり我を張って家に残るようなら警察に言いますよ」と衛生部の人間は脅したらしいのです。他にも、症状のない女子高校生まで連れて来ましたが、後に病気ではないと診断されて、故郷に帰って行った彼女が生涯その時の傷を抱えて生きていくのだろうと思うと、何ともいえない気持ちになるのです。

園長も公に発言していますが、ここには病気ではない人も多く入所していました。それは本人は病気ではなくても夫や妻が病気なので一緒に入所したという人たちです。そういう人たちの入所を認めてでも増床した分を満たそうとしたのです。奨励、推進した手前、保健所に対しては患者一人収容するといくらかの報奨金などを出していたのではないかという推測も出来るのです。

Fさんの場合も、なぜ、ある日突然、役場の衛生課の課長が「恵楓園に行って診断してもらいなさい」と言ったのかと。健康診断やどこかで病気という診断を受けて、それで役場から「疑わしいので恵楓園に行って診察してもらいなさい」ということならば理解できますが、そうではなく突然、「あなたは病気のようだから、あそこに行って診察を受けなさい」など解せない話です。熊本大学・九州大学などでも「ノン」の診断書をもらい、その後に久留米医専でも診断してもらっているというのに、それでもハンセン病と決めつけられて入所することになったのです。

社会復帰への意志

昭和三十八年に私は社会復帰しました。当時、私のように障害のある者が社会復帰するということは大変なことでした。先述しましたように「軽快退園」というのもおかしいのですが、宮崎園長は退所の条件として「社会的治癒」という、これまたおかしなことを言ったのです。このハンセン病という病気は神経痛などの影響で、指が小指の方から曲がってくる人が多いのです。

当時、小指にだけ少し異常があるだけで他は症状のない人がいましたが、その人が「社会復帰したい」と願い出たところ、宮崎園長が「手を見せてくれ」と言うので、見せたところ、「小指が曲がっている。これでは社会復帰できない。これを見られたら、ハンセン病だということが社会の人はわかるだろう。まだ社会的治癒をしていない」と社会復帰することを認めませんでした。つまり出さなかったわけです。

昭和二十六年にプロミンの治療効果を受けて、最初の社会復帰者が出てからは「自分も」と願い出た人がいました。彼の実家には父親がなく母親と妹さんで農業をしていました。男手がないので自分が実家に帰って手伝おうと社会復帰を願いましたが、先述した人と同様に、園長は「社会的治癒していない」と言って出しませんでした。その後、彼は園内で結婚をしました

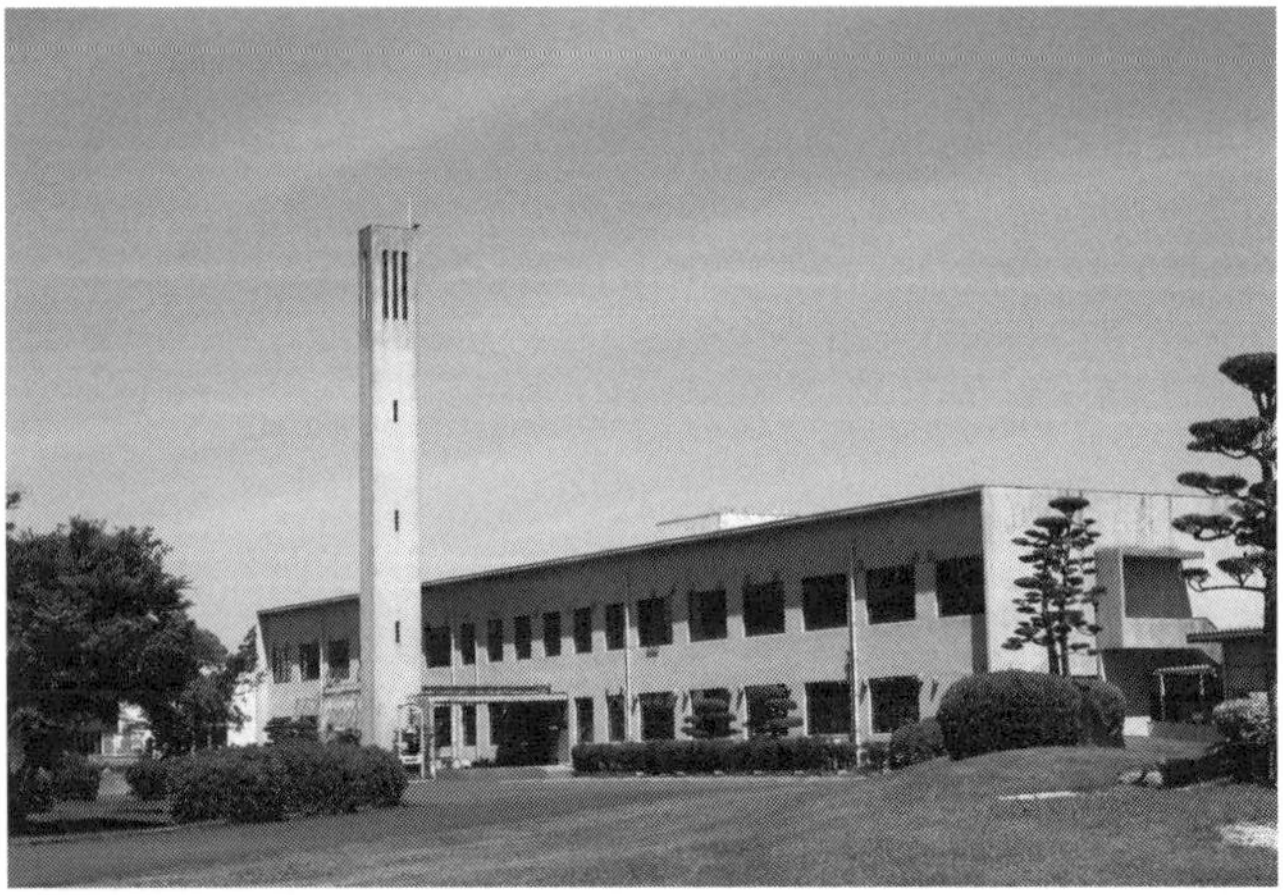

旧本館。高い塔の上には「希望の鐘」があり「軽快退所」の際に鳴らされた。

が、後は〝堕胎・断種〟のお決まりのコース。そして「自分はこの世に存在しない者」という形で、ここに暮らさざるを得ませんでした。幸い、結婚して婿を迎えた妹さんに財産を全て譲り、自分はもういないものだと思ってくれということにしたようです。

私の社会復帰の時には、宮崎園長はもう代わっていました。いろいろとまずいことがあったので、結局、園から追い出されたのです。

昭和二十五年頃から、たくさんの種類の月刊誌が百花繚乱の如く出版され始めました。

そんな中で私は社会復帰を念頭に置いて月刊誌を購読していました。ハンセン病の過去を持つ者を企業は雇ってくれないだろう、それならば自営業を始めるしかないかなと考えたのです。身体的に重労働には向かないので、当時主流だったラジオの修理技術者になれないだろうかと思い、東京のラジオ教育研究会の会員になって取り組んでみました。はじめのうちはラジオを少し組み立てたりしたのですが、小さなナットなどを締めることができなかったり、ハンダ付けで火傷をしてしまって「これはいけない」と、花卉《かき》園芸や養鶏の雑誌に切り替えました。

体調を崩して床に臥せっていて、やっと頭を起こせるようになった時に、枕元に何冊もの月刊誌が積まれていて、みんなに「何冊購読してるんだ？」と笑われました。しかし、私はどういう状況に置かれても「治ってここを出るんだ」という気持ちを捨てていませんでした。

そんな私でしたが、結婚する時は、もう出られないと半分ほど覚悟しました。入所して十年、それでも菌がマイナスにならないので、社会復帰の希望は持ってはいても現実には厳しいのではないかと思っていました。私を梅毒患者と診断しサルバルサンを注射した医者を再び深く恨む日々でした。

不思議なことに、何故か私はサルファ剤をずっと飲んでいて、プロミンを一本も打っていません。この件についても医局と喧嘩しました。「ざっと考えてももう十年、錠剤をバケツ二杯ぐらいは飲んでいる。それでも治しきれずにいるのに、あとどれくらいで治るという確信を持っているのか？」と訊くと、「そんな無茶なことを言わないでくれ」と医者は言うのです。

そこで、「治す自信がないのになぜ隔離をするのか？　日本国中探せばどこか治るところがあるだろうから、ここから出せ！　大学かどこかの門も叩いてみるから。何年経てば治してみせますというのであれば、そりゃあ辛抱もしよう。どうなるのか、何年かかるのか、先の見えない所に居れるか！　こんな人権侵害があるか！」と、度々医務課長とも喧嘩をしていました。「君、わかっていて言うな」、「わかっていて言うなって、言わざるを得ないんだ」と毎回やり合っていました。

ところがある日、園内放送で「志村さん、医務局に来てください」と呼び出しがありました。何だろうと思って行ってみると、「菌検査でマイナスが出たから、君が言ったように社会復帰の準備を始めて良いから」と言われました。嬉しかったですね。〝良かった、これで人間復帰が出来る〟と思いましたが、私の場合は後遺症があるので「今後一年間、毎月一回菌検査をしてマイナスを続けられたら、出て良い」という条件付きでしたが、その一年間に親から援助を受けて土地を買い鶏も購入してと、着々と準備していきました。

そうこうしている間に、医学の進歩で眉毛の植毛が出来るようになってきて、少しずつその恩恵を受けられるようになってきました。私は、運転免許を取得して、結婚して五年目の昭和三十八年に植毛をしてもらうために駿河療養所へ向かいました。駿河療養所の植毛は一本ずつそのまま取って植える方法で、恵楓園のベタ植えよりも成功率の高い手術だったのです。金刺先生と連絡を取り、医局と交渉して「誰にも言わない」という条件で受け入れてもらいました。しかし、帰園すると寮長に「自分にだけは言って行け」と怒られました。絶対に口外しないという約束でしたから、言い訳するしかありませんでした。

私たちは観念的に社会復帰を考えるということではなく、現実的に社会復帰をしようとする者ばかり十数人集まって社会復帰協議会を作りました。自治会も社会復帰についてどうするかというコロニー構想などに取り組んでいましたが、社会復帰しない人、意欲の薄い人がいくら社会復帰について議論したところでどうにも進まないので、新たに会を作って当面する問題について考えていくことにしたのです。

私のように障害のある者は、どうやって生活の目処を立てていくのか、生活設計をどうするのかという問題があります。私の場合は、父親が「お前は学校にも行っていないし、学費程度のものは出してやろう」と、当時の金額で五十万円を毎年援助してくれたので、その金をもとに最初に山林を購入し整地し、次に鶏舎を建てました。すると、即、固定資産税がかかるというので、どうしても町に申告だけはしなければならなくなって、続いて健康保険もと、次々に問題が出てきたのです。そういう問題が起きたので、園に「もう出て行ってよかろうか」と相談したところ、「生活できるようになったら良いです」と言われ、園を出してもらいました。

その際、私は園を出て何かあった時に必要になるかもしれないと、ケースワーカーに「園を出るに当たって、軽快退所の証明を出して欲しい」と頼みましたが、「バカなことを言ってはいけません。軽快退所の証明を持っているということは、ハンセン病患者であったということの証明にしかならないのですよ。それが社会ですよ。もし何かあった時にはこちらに言ってきてください」と言われ、「なるほどな」と納得しました。私は軽快退所の証明をもらいませんでしたが、障害を隠すことは不可能なので、逆に絶対隠さずに「私は以前、菊池恵楓園にいました」と言ってきました。園を出て、殆ど症状がない人でも人目を気にしながら怯えながら暮らしている人もいます。幸いなことに私が選んだ農業畜産の分野は一国一城の主でしたから、そういう意味では気楽でした。社会復帰の前提として「普通の社会や企業では受け入れてもらえないのでは」ということも考えて養鶏を選択したのです。

人を死に追いやる差別

私は園を出るまで養鶏の専門書ばかり読んでいたので、知識が豊富になりました。実地を殆どしなくてもクリアでき、何も困ることはありませんでした。逆に私のところに若い技術員たちが質問に来ていました。

養鶏業で、私が担当したのはヒナの育成と成鶏の病気をいかに抑えるかという防疫と消毒などでした。百メートルもあるホースを担いで鶏舎をまわって動噴（動力噴霧器）を行っていました。鶏舎の一棟の長さは五十メートル、往復で百メートル、鶏舎の中は二段になっていて一棟だけで二往復の二百メートル、それが十二棟ありましたから、鶏舎全体を一回り作業すると二キロメートル以上歩いていました。スタッフは女性ばかりでしたので、防疫関係は私が一人で行っていました。

鶏舎には鶏が一万二千羽、ヒヨコを入れると約一万五千羽いましたから、餌も一日一・五トン程必要でした。時にはトラックを運転して卵を売りにも行きました。何せ体力が必要なハードな仕事でしたから、休憩時間を午前午後に三十分ずつ、昼休みも一時間しっかり取るようにと注意を怠らないようにしていました。

そうしていると、ある飼料メーカーから十万羽養鶏しないかという話がありました。私の決断次第で話を進めるということでしたが、借金をしなければいけないということと、借金に縛られるような生活をしたくないという気持ちから、その話は断りました。

養鶏場のあった場所は谷になっていました。私たちはその谷の中でも北側の南向きの谷で、反対側の谷には団地がありました。その団地からは養鶏所から直接買って台所で料理して食卓へという新鮮さが喜ばれて、多くの人が卵を買いに来てくれました。おかげで景気は良かったのですが、その代わりに妻が忙しくなりました。家でご飯の支度をしていても、お客さんが来ると、対応する妻に代わって不馴れな私が鍋の番をしなければなりませんでした。「おい、どうすればいいのか?」「おい、焦げたぞ!」とそんな感じで、ご飯を食べる暇もないほど忙しくしていました。

ところが、昭和四十八年に右足下腿の切断手術をすることになってしまいました。社会復帰する時に、足が少しおかしいと感じてはいましたが、切断しなければならなくなるとは予想していませんでした。はじめは擦り傷だったのですが、関節に菌が入ってきていたのです。医者は「これは整形できないこともないけれど、三ヶ月してダメだったら切るということでいいのではないか」と言ったのですが、「そんなに面倒くさいのなら、先生もうブッツリいこう」と切断してもらいました。それでも再入所した平成二年までの二十五年あまり、この足でやってきました。そういう意味では生きている実感があるのです。

社会党の活動もやっていました。私の住んでいた場所の一集落おいて向こうが同和地区でした。私が恵楓園にいた時にビラ貼りなどで出入りしていたその地区の人を議員にしようと引っ張り出して選挙運動をしました。当時は同和地区には社会党の支持者が多く、私自身もハンセン病だったということから差別や偏見の問題もありました。社会に出てみて、一般の人たちの同和地区の人たちに対する差別や偏見というものを肌で感じました。園の中にいた時の私は観念的に差別や偏見について話していましたが、社会に出てみて差別は、実はどこにでもあるのだということがわかったのです。

私の始めた養鶏場の真ん中を高速道路が通ることになり、別の場所に移転した時に、旧知の被差別部落の人たちが卵や鶏糞・廃鶏をよく買いに来ていました。こういう性格の私には友達も多くいましたし、中には収穫した農作物を持ってきてくれる人もいました。ある時、彼らと気楽に接していると、ある人が「親方！」と私に声をかけ、「あの人は、どこの人か知っていますか?」と訊くのです。私は「バカなことを言うな。こっちは商売だし、あちらはお客さんだ。客に良い客とか悪い客とか、そういうことはないんだ。そういう差別的なことは言うな」と返しました。何気なしに「お客さんはどちらの方ですか?」と尋ねたりしますが、それに対して大方は地区名を答えます。こちらは深く考えずに尋ねるのかもしれませんが、先方にとっては迷惑だったり不快な気持ちになることがあるかもしれません。この時にハンセン病に対する差別や偏見もこういうことではないかと思ったのです。

病気になって、園内で自分たちのことだけ考え生活していけばよい入所者の私たちとは違い、社会で暮らしていかなければならない家族にとって、このような何気ないことや言葉の積み重ねが、生活やその人を追い詰めることに繋がっていくのではないか、人を死にまで追い込む差別のどうにもならない状況を作っていくのではないか、そのようなことをずっと考えながら社会党に加わっていたのです。部落差別、障害者差別、ハンセン病の問題、そういうことを合わせて考えていました。かつて、足の傷で入院していた時に、青木伸一さんから『むらぎも通信』や『解放新報』が送られてきました。それを読むと、在日や同和、障害者のことが書いてありました。その中にハンセン病も入っていて〝あれあれ〟と思っていたところ、原稿依頼も受けましたが、その頃から問題意識は持っていたのでした。

今回、陳述書を書く中で一番強く感じたことは、私の母親は私の入所後、死という方向に向かっていったことがあったのですが、母親をそこへと追い詰めたのは、差別の問題なのです。

運動を続けていくと、同和地区出身者の無念さというか、やるせなさや行動していることの空しさというものが、自分たちの思いと重なってよく理解できるような気がするのです。

幸いなことにハンセン病の場合は、発症することはもう殆どありませんし、その数も年間十名程になっています。やがてハンセン病問題は歴史の中に埋没していくでしょう。

しかし、同和の問題はまだまだ続く可能性があります。彼らは、子どもにだけは自分と同じような思いをさせない、自分の代で終わらせたい、そういう思いで懸命に取り組んでいるのだろうと思います。しかし、これがなかなか終わらない、それが本当に悔しいだろうと思うのです。

『解放新報』や『むらぎも通信』でも長年取り上げている在日韓国・朝鮮人の問題なども同様だと思います。


以前、私が入院していた時の隣室に、マーちゃんという人がいました。彼は在日韓国人でした。ある時、「おい、どうやって死ぬのが楽と思うか?」と彼が尋ねたので、「常識的には首を吊った方がいいんじゃないか。あれは苦しくないらしいぞ。クレゾールを飲むのは胸がやけるようでひどく苦しいらしいし、水に飛び込むのも苦しいぞ」と答えました。まさか死ぬとは思ってもいなかった私は、部屋に戻りました。個室に入っていた彼は、その翌々日に看護婦に、身体がきついからと濃度の高いブドウ糖の注射を打ってもらい、更にオピアールを打って元気をつけ、病棟の柱に腰紐を掛けて窓の外にぶら下がって亡くなりました。そこは、ちょうど私の部屋の真向かいでした。

その彼が、生前にしみじみと、「おい、祖国を持たない人間の哀しみがお前はわかるか？」と語りました。「わかる、と言ったらお前は腹を立てるから、わからないということにしておこう」と答えた私に、「日本で生まれ日本語しか知らん。日本にいても日本人でもないし、韓国人にもなれない。パンチョッパリ（半日本人）だ」と彼は言うのでした。「お前、ジプシーみたいなこと言うなぁ」と私は続けましたが、それから「死ぬ時はどうしたら一番楽か」という先ほどの話になりました。マーちゃんは三十二歳ぐらいだったでしょうか。私はこういう性格なので、韓国の人だからとか、そういうことは関係なく、お互いにここに入っている同病の友達として言いたいことは言い合って、とても可愛がってもらっていました。

障害者は生きていく世界が狭くなりがちですし、また排除されている面も多くあるように思います。障害というものは本人に罪はありませんし、ましてや法外な要求をしているわけでもありません。ただ生きていくだけの、生きていけるだけの平和な暮らしをしたい、少しばかり援助や協力をして欲しいという、ただそれだけの話なのです。

私の提訴に対しても一億円という賠償請求額が出ることで、何を言っているんだという反感も当然あると思います。しかし、我々は何も金を要求しているわけではないのです。目的は金ではなく、一言でいうと「国の方策が間違っていた、それを認めなさい。そして、二度とこういう不幸なことが起きないようにしなさい。病人だって人権はあるのではないか」ということを訴えたいのです。

私の親衛隊

私にとっての気がかりは、事情があって籍を入れた養女が差別の対象にならないかということでした。そのために、地元紙の熊本日日新聞の「読者の広場」というコーナーに時事問題や色々なことについて投書しました。すると、いつの間にかあそこの親父はうるさいということが浸透していったようです。

農協とも随分やり合いました。田舎では農協の理事などが幅を利かせていましたが、私は農協を中心にではなく、農業というものを客観的にみると農協のやっていることはおかしいでないか、と徹底的に議論をしていきました。そのうちに考え方は違うけれど、話は理解できるという流れになっていきました。

自動車学校に抗議に行ったこともあります。園にいた友人が免許を取りたいと、公安委員会を通して紹介してもらった自動車学校へ向かったのですが、そこの校長から、「あなたは病人だ、障害者だ」「向かいにある大型車の教習所に行きなさい」と理不尽なことを言われたと、私に相談に来ました。そこで、鶏糞の処理をしていた私は汚れた長靴を履いたまま、その自動車学校に行き、校長に向かって「今日、理解しがたいことを言ったそうじゃないか。公安委員会がいいと言うことは内閣総理大臣が許可したということではないか。園長が外出証明書を出しているのだから、それは厚生省が許可しているということだ。厚生省と公安委員会が許可しているのに、なぜお前がダメだと言うのか」と言いました。校長は「元は地元警察の署長をしていましたので、恵楓園のことはよく知っています」と返しましたので、「それなら尚更じゃないか。法律的に問題がないのに、あからさまな差別をするとはどういうことだ。人権侵害をしていいということか」と言ってやりました。すると、私の剣幕に慄いたのか「すみません。職員とも相談しなければいけないので、明日返事をします」と言ったので、一先ず引き上げることにしました。その後、知り合いの草箒製作所の主人とバッタリ会ったので、この一連の流れを話したのです。すると、その主人の義理の弟がこの自動車学校の教官をしていて、この話を耳にして「うちの校長なんかしたな！」と怒って、翌朝出勤するなり、校長に「なんということを言ったんだ！」と抗議してくれて、自動車学校でも話し合いをして、その結果、「どうぞ来てください。園まで迎えの車を出しますから」という形で落着となりました。

いろいろな所に顔を出して、後先考えずに向かって行って主張していましたから、自然と「あそこのおやじに何か言ったら大ごとになるぞ」という評判が広がったようです。

何かする時、何かあった時には、いつでも言ってきてくれという私の親衛隊のような人が三人いました。

親である私が恵楓園から出てきたということで、私の子どもの診察を嫌がる開業医もいましたが、近所の病院は非常によくしてくれました。当時、そういう医療機関はとても珍しかったのです。

ある時、妻が地元の病院に夜勤の当直で来ている医者が私のことを知っているらしいというので、話を聞いてみると何のことはない。恵楓園の園長から「今、社会復帰して働いている夫婦がいる」と聞いていた、熊本大学の助教授だった大弓先生だったのです。先生は、「君たちだったのか！」と喜んでくれて、それからは往診などの帰りに我が家にわざわざ立ち寄って「どうしていますか」と声をかけて帰って行かれました。気にかけて様子を見に来てくださっていたのだろうと思います。

養鶏をやめることになって家を近くに建て替える時にも、荷物を置いておく場所がなかなか見つからず、倉庫を借りなければならないと困っていたところに、病院の看護婦宿舎を取り壊しが始まるまでで良かったらと貸してくれたので、家財道具全てを一時保管させてもらいました。

社会で暮らしていく中で、先ずはこちらが素直にならなければ相手も応えてはくれないということを実感しました。

私には隠せない障害があったので、それをオープンにして開き直って生きていくことが可能でしたが、障害があまり目立たず病気のことを必死で隠して暮らした人たちにとっては非常に大変な社会復帰後の生活であったろうと思います。

また、私の場合は月に一、二回の社会党の党活動の集まりの場などで自然と社会性というものが身についたように思います。そして、大切なことは、嫌なことを含めていろんなことを言う人もいますが、そういう時に絶対に退いてはいけない。それが私の哲学です。

反骨精神の鍛錬の場

誰も信じてくれませんが、私はおとなしい子どもだったのです。二、三年前に、母親が持っていた私の小学校一年生から六年生までの通信簿を送ってくれたのですが、それら全てに「おとなしすぎる、もう少し活発に」と書いてあります。

それがどこで変わったのか。宮崎松記さんに礼を言うべきでしょうか。やはり、あの昭和二十八年のハンストあたりからではないでしょうか。私は二十歳ぐらいで、菊池支部も皆、若かったので、よく頑張りました。

先述した菊池事件、患者作業の職員移管のためのストライキ、それと昭和二十九年の黒髪校事件もあります。これには「どういうことだ！」と腹を立てて、患者集会をしました。この事件も昭和二十八年のらい予防法や一千床拡張問題と密接に関係しています。一千床拡張の名の下に、家族ぐるみの強制収容を強引に実施したという状況の中、園に入った子ども達の通学問題として起こったのが、この黒髪校事件なのです。

その子ども達は、非常に差別的な扱いを受けました。彼らのことを「未感染児童」と呼んだのです。つまり「未だ感染していない児童」という意味です。しかし、ハンセン病患者以外の日本にいる全ての児童も未感染児童ではないのか。そうであるはずなのに、何故、ハンセン病患者の子どもだけを「未感染児童」と呼ぶのか、これこそ差別ではないのかと。

龍田寮*注の子ども達の入学に対して、「らい病患者の子どもと一緒に勉強するとうつる」などと言って反対派の先頭に立ったのは、当時のPTA会長で開業医のS氏です。このS氏が不安を煽り続け、その結果、同盟休校のようなことにもなりましたが、中にはそれに迎合する人もいて、子ども達の通学をピケを張って妨害したり追い返したりしたのです。一千床拡張前は、分散した形でひっそりと通えていましたが、収容人数の増加と共に子どもの数も増えてくると、あからさまに嫌がらせのような扱いを受けることになったのです。

＊注　龍田寮　一九五四年に設立。親がハンセン病として収容され残された乳幼児の引き取り手がない場合収容された（未感染児童と呼ばれた）寮。学齢に達した子は、そのまま寮内の「分校」

で学んだ。教育条件は劣悪で、両親や恵楓園では本校への通学を強く希望。一九五三年、教育委員会は本校通学を許可。文部省（当時）もそれを支持したが、本校（熊本市立黒髪小学校）ＰＴＡ等が強力に反対、同盟休校に持ち込んだ。約一年間の混乱の末、地元大学の学長が引き取りそこから通学させることで終息。一九五七年、龍田寮は廃止された。本校の名をとって黒髪小学校事件とも呼ばれる。

この事件の抗議集会を開いた後、園の本館に座り込みをし、その後全員で県庁まで押しかける予定にしていましたが、途中で警察に阻止されてしまいました。とにかく子ども達がかわいそうだったのです。

これは極めて個人的な闘いというか抵抗なのですが、園内で映画が上映される機会がありましたが、上映のはじめのうちは鑑賞していましたが、途中で「おい、行くぞ」と声かけして、有志の実行メンバー皆で長靴を履いて鍬とスコップを持って堀を埋めに行くわけです。若い頃はそういう抵抗運動もしていました。拡張した部分はコンクリートの塀ではなく堀を掘ってあって、掘り出した土で土手を作り、木を植えてありました。堀は深く幅は二メートル程でした。それを映画が終わるまでの短時間で、汗だくになりながら土や木を放り込んできれいに埋めるのです。それを終えるとソーメンやうどんを炊いたり、みんなで騒いで、明日の様子を誰が最初に見に行くかを順番決めしました。明朝、そこで土を掘り返している巡視を見て「あぁ、ご苦労さんですね、バカなことをするやつがいるんですねぇ」と言って揶揄《からか》っても、疑われることはありませんでした。メンバーは五、六人でしたが、皆〝品行方正〟で通っていましたから、他の人も気づきませんでした。かく言う私も〝文学青年〟でしたから。これは私の中にある「ジキルとハイド」のような二面性ということでしょうか。

そのうちに巡視も諦めて、埋められた堀の修復をしないので、あちこちに通り道が出来て、私たちも飽きてしまい、この抵抗は止めました。

この実行メンバーは皆、社会復帰協議会の連中で、そこでの活動は私たちの反骨精神の鍛錬の場所でした。

今のうちに片をつけないと

本日亡くなった人も、一緒に堀を掘ったりしていた社会福祉協議会の仲間の一人でした。そのメンバーは皆社会に出て行きましたが、この人と私の二人だけは再入所したということもあって、より近い関係にありました。

彼の病状について「二月までもてば……」と、医者は言っていましたが、急変したのです。肺がんでした。最初に見つかった時には、肺の上の方だけが白くなっていましたが、そのうち片方の肺全てが真っ白になってしまいました。この状態でショックを受けては体調にも影響があるので控えようと、本人には知らせませんでした。その頃は、今のように終末医療で麻酔薬を打って苦しみが多少和らぐような治療を行っていませんでしたから、彼が不安を抱くようなことは避けることにしたのです。

ここでは、肺がんと肝臓がんになる人が多いのです。ある園長は「後遺症」だと言いました。それは、以前多くの人がプロミンの注射を打っていましたが、その時使われた注射針は使い捨てではなく、マンドリンというもので針のつまみを取って煮沸して使い回していたものでした。C型肝炎などのウイルスは、その程度では死滅しないらしく、「そういうことからの後遺症だ」と、その園長は明言していました。

神経痛もこの病気の後遺症です。侵されてしまった神経が回復することはないからです。その他にも様々な障害や後遺症を持っています。在園者や元患者などいくつかの呼び方のある私たちですが、現実には今も後遺症の治療を継続しているのです。ただ無為徒食のようなことではなく、それぞれが障害を抱えて懸命に治療を日々続けているということを、全療協ももっと強く訴えるべきではないかと思っています。

国も予防法廃止の時の付帯決議というのではなくて、明確に正当な医療行為として認めるべきですし、弁護士に言わせると「付帯決議は代議士が体裁を整えるために言ってるだけのもので、法的には国の拘束力は何もない、ガス抜きなのだ」と。だから、今のうちに何とか片をつけておかないともう出来なくなってしまうのです。全療協というものの限界がわかり、これではいけないと思って、今回、私たちは自治会と関係なく訴訟を起こしたのです。もし、全療協が私たちと同じような思いをしているのならば、会長を代表にして訴訟を起こせば良いのです。その後を各組織の長が続き、更に参加したい人（会員）の名前を連ねていくような訴訟になれば良いのですが、そういう組織ではないと感じたので、私たちは全療協を飛び出したような形で訴訟を起こしたのです。

予防法改正の検討委員会の中に全療協から一人入ったとしても、相手は学識経験者ばかりなので太刀打ちできるはずはないのです。勝ち目はありません。「患者さんの言い分を取り入れて作った」などと言っていますが、アンフェアなのです。だから、予防法廃止の前に弁護士などを入れて、もっと討議すべきだったと思うのです。

全療協も「あれこれ条件をつけていたら、予防法の廃止はなかった」と評価をしていますが、そんなことはありません。もし、日本が法治国家であるならば、こういう状況はもっと早く改善されていたはずなのに、この国は今日まで放置しておいて、条件をつければ法廃止などなかったと、そんなおかしなことはないでしょう。

組織というものは、その中でたった一人でも人権侵害を訴える者があれば、その一人を皆で集まって応援するというのが、組織のあるべき姿ではないでしょうか。それを多数決でその一人を黙らせようとする、そんな理不尽なことはまかり通ってはいけないのです。少なくとも私はそう思っています。

無学者は論に負けず

提訴したからには、とにかく倒れないようにしなくてはと、皆、心配してくれました。シンポジウムの時は、バスの乗り降りすらも大変な状態でしたから本当に苦労しましたが、ああでもないこうでもないと夢中で取り組んでいるうちに、自分でも驚くほどに段々と元気になりました。

しかし、国を相手に提訴するということは、なかなか踏み切れないものでした。誰が考えても〝国に勝てるのか?〟となりますから。しかし、それはやってみなければわかりません。最初は、私一人でやろうと思っていたのですが、一次提訴の時に数名が参加してくれました。

園によっては、何事もないようにと無風状態のところもあったでしょうが、それでは死んでしまえば全て終わりとなるのです。それも一つの生き方でしょうし、私のように「よぉーし、生きているうちに、少なくとも母親が生きているうちに何とか片をつけたい、つけよう」というのも、一つの生き方だと思います。私は、いわば葉隠れの末裔ですから。小学生の頃、一時限目の授業の前に「一つ、武士道とは死ぬことと見つけたり。一つ、武士道に於いて、遅れ取り申すまじきこと」と暗唱していた、まさに葉隠れの直系のようなものです。こういう教育を受けてきたからなのか、割り切り方や死ぬまでの時間を活かす方法を考えながら生きているという、少し普通の人とは違っているのかもしれません。

私の場合には、九州大学でのシンポジウムというお膳立てがありました。このシンポジウムで、「法の整合性」という言葉を聞いた私はムカッとして、〝これはいかんぞ！〟と、一気に吐き出すように語りました。

国は「社会復帰する人たちは国の福祉六法というものの施策を受けなさい。それには家など住居は低家賃住宅や市町村の家賃を無料にする等の制度もあるから、そこで暮らしていきなさい」というわけです。つまり、責任を社会復帰する個人に押しつけるわけです。「冗談じゃない、俺たちだって園に収容されずに外（社会）にいたならば、幾ばくかの資産ができていたはずだ。それを人を閉じ込めておいて何もさせないでおいて、はい、〝予防法廃止〟では済まんでしょう」と私は訴えました。

子どもを持たせなかったことは、家族を持たせなかったことではないか。帰るべき故郷を追われ、帰るべき家もない、そういう状況であるのに社会復帰できるわけはないではないか。現代のような核家族化している世情で、帰るべき家庭があり、同居ではなく別居していても精神的な支援が得られるならば社会復帰も可能かもしれません。しかし、現実的には、全ての家族、親族と絶縁した状況であるのに、それでも世間は社会復帰は可能と思うのでしょうか。

私と同年代で同じように社会復帰して家族を作った人が不幸にも再入所していますが、この人も生活していた地域にハンセン病の治療ができる医療機関があれば再入所せずに済んだはずなのです。恵楓園は熊本にありますが、入所者は全国に散らばっています。先日亡くなった人は青森に住んでいました。自分の身の上を隠すために出来るだけ遠くに行きたいという気持ちを持って暮らしている人もいます。そういう環境に身を置いて社会復帰していても、どこか具合が悪いという時に、療養所に来て治療をするということは現実的に難しいものがあります。特に、勤めに出ていたりすると、遠いところから薬を受け取りに来るというだけでも往復で二、三日要してしまいますし、また三ヶ月に一回の診察や治療を続けるということも難しくなります。昭和二十八年当時、大学病院などで外来治療が受けられるような体制にしてあったならば、そのような犠牲者も少なくて済んだのだろうと思うのです。

このシンポジウムの最後の増田助教授の「社会復帰支援金問題について、いろんな世論の後押しがあって充実していくでしょう」という発言に、私はカチンときて再び噛みつきました。「ふざけるな！　俺の子どもを返せ！　法の下の平等とはそういうことじゃないか！」と、エキサイトした私は机を叩いて憲法論争を吹っかけました。彼は九州大学の社会法の助教授でしたから、刑法などでは太刀打ちできないでしょうから憲法論争ならいいかと思いまして、「憲法は主権在民ではないか、主権はこちらにあって厚生省が主権をもっているわけじゃない」と言ったのです。

シンポジウムを終えて、増田助教授が「私も長いことシンポジウムに出席しましたけれど、今日のように盛り上がったのは初めてでした」と言っていました。シンポジウムは壇上の者の発言のみ、若しくは質問があっても大した内容はなくガス抜きのようなもので済ますという形がセオリーになっていますが、それを私が「何を言っているんだ！」とまっすぐに向かっていったものですからインパクトがあったのでしょう。閉会の挨拶は「九州大学で診断を受けた人で、今なお苦しんでいる人がいる。それならば今度は九州大学法学部で解決しましょう」という言葉で結ばれました。

今度は国が相手になりますが、何事も同じだと思っているのです。相手だって人間ですから、実際にはやってみなければわからないものですから。

私は暇なときによく落語を聞くのですが、熊さん八さんの世界でおもしろい落語「無学者論に負けず」というものがあるのですが、今回はあれを地でいこうと思っているのです。

隔離の罪の重さ

今度の訴訟の中で、「日本のハンセン病政策、隔離政策はホロコーストである」と何度か述べましたが、それを新聞社が取り上げました。菊池事件や草津の栗生楽泉園《くりうらくせんえん》の重監房などは虐殺だと思います。そして何より象徴的なのは、法律にも明文化されていないにもかかわらず当然のように実施されていた断種と堕胎です。大正四年に光田健輔が実施を開始し、それから瞬く間に全国に広がったのは、内務省医務局の通達なしにはあり得ないと考えられます。国民優生思想が最優先され、医者に診察を受け妊娠していることがわかると堕胎させられる。中には妊娠九ヶ月で堕胎させられた人もいました。無事に出産した子どもを合法だと殺したりもしました。これらをホロコーストと言わずして他にいいようがありません。

特に昭和に入って戦争が始まってからは、若くて優秀な医者がごっそり軍に属すという時代の流れの中で、光田は天皇に尽くすとはどういうことかと考えて、辿り着いたのが日本中から「らい」を無くすのだ、それが自分の使命だというものでした。その偏った考えを基に、その後「無らい県運動」を始めることになっていくのです。

今度の訴訟には中国地方の人が加わっていますが、「無らい県運動」が非常に激しかったその地方にも、未だに差別・偏見が、尚根深く残っているそうです。その彼は、ハンセン病に罹患し療養所に入所したことを隠すことと奥さんと子どもを差別や偏見から守るために、「事業に失敗したから逃げ出した」「女を作って逃げた」などとしておくように家族に言い置いたそうです。

何故そんなことまで言わなければならないのか、それは「ハンセン病療養所にいる」ということよりも、家族を置いて逃げたというような嘘の方がまだマシだということなのです。そういう現実が過去にあったことを国民の皆さんにわかってほしいのです。

ここに勤務していた医者が「逆説的ではあるけれども、国民を目覚めさせるためにはなるべく請求額は大きくしなさい、勝ちますよ」と、私に言いました。そして続けて「そうするには、やはり国を責めるだけではなくて、国民全体に同和問題も含めて、差別というものは無くならなければ、いかに金がかかるかということを知らせた方が良い」とも言いました。その話に私も一理あると思いました。今回、国がその金額を考えてみても、何故一向におさまらずに延々と続いているのか。今回、国がその金額（一億円）を出すのか出さないかは分かりませんが、その罪の重さは一億円では到底補いきれない、それほど重いのだということなのです。

今回訴訟を起こすことは、「日本国民は憲法を守り育てていくという義務があるのではないか」という疑問を提起することだと考えています。憲法は私たちだけのものではなく、国民、特にマイノリティといわれる人たち、同和の人たちや在日韓国・朝鮮の人たち、アイヌの人たち、いろいろな難病で苦しんでいる人たち、皆に共通してあるものだと。それなのに、何故日本という国は〝排除〟という方向に行ってしまうのか、〝共生〟という道をもっと考えて良いのではないでしょうか。

マスコミにも責任の一端はあります。ある時、記者が「志村さんは療養所を第二の故郷として生きていかれますか？」と訊くので、「ちょっと待ってくれ、私には第二の故郷なんていうことはない。ふざけたことを言われては困る。隔離されていて第二の故郷など存在しない。今ある私は異邦人として存在するだけだ」と返しました。取材をする方もその程度のチープで薄っぺらい認識なのです。冤罪で終身刑の人に「刑務所が第二の故郷ですか？」などと言えるでしょうか、つまりそういうことなのです。

マスコミの発信したものは、ハンセン病に対する差別・偏見による入所者の家族や親族の結婚問題などの障害を助長する一翼を担ったのではないかとも思っています。破談になった人、追われるように去った人、しなくてもよい厳しく辛い思いをしてきた多くの声なき人たちがいることも決して忘れてはなりません。

「とにかく応援してほしい、日本の国でみんながもう少し住みやすくなるために」と取材に来た記者にも言っています。私たち障害者は、健常者のお世話になることも多いでしょう。私たちも何もしないと言っているのではなく可能な限り社会に貢献できるように努めます。だから、少しばかり応援してくださいとつけ加えてお願いしているのです。

先鞭《せんべん》をつけてくれたエイズ訴訟団

私は個人的には、医療刑務支所の建物は壊すべきだと言っていますが、その反面、対象者がいないにもかかわらず何億円もの金をかけ、所長を雇い、職員も置いたという、このような施設の歴史を残しておく意味もあるとも思っています。

国はそのハンセン病対策について「らい予防法を形骸化してきた、運用を弾力化してきた」と言っています。確かに入所者にはそうであったかもしれませんが、一九九六年にらい予防法が廃止されるまでの間、国は一貫して隔離政策を執り続けていたのに、それを一般の国民に周

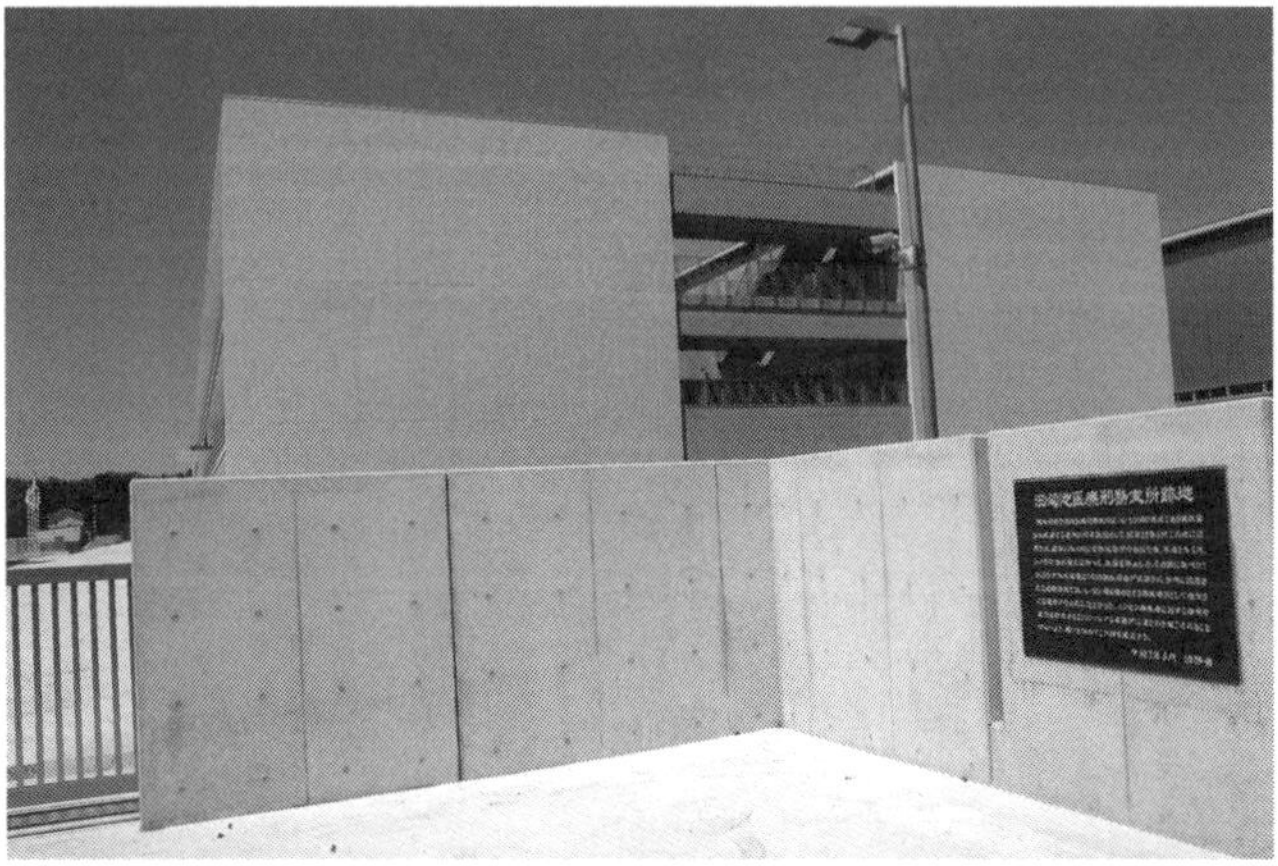

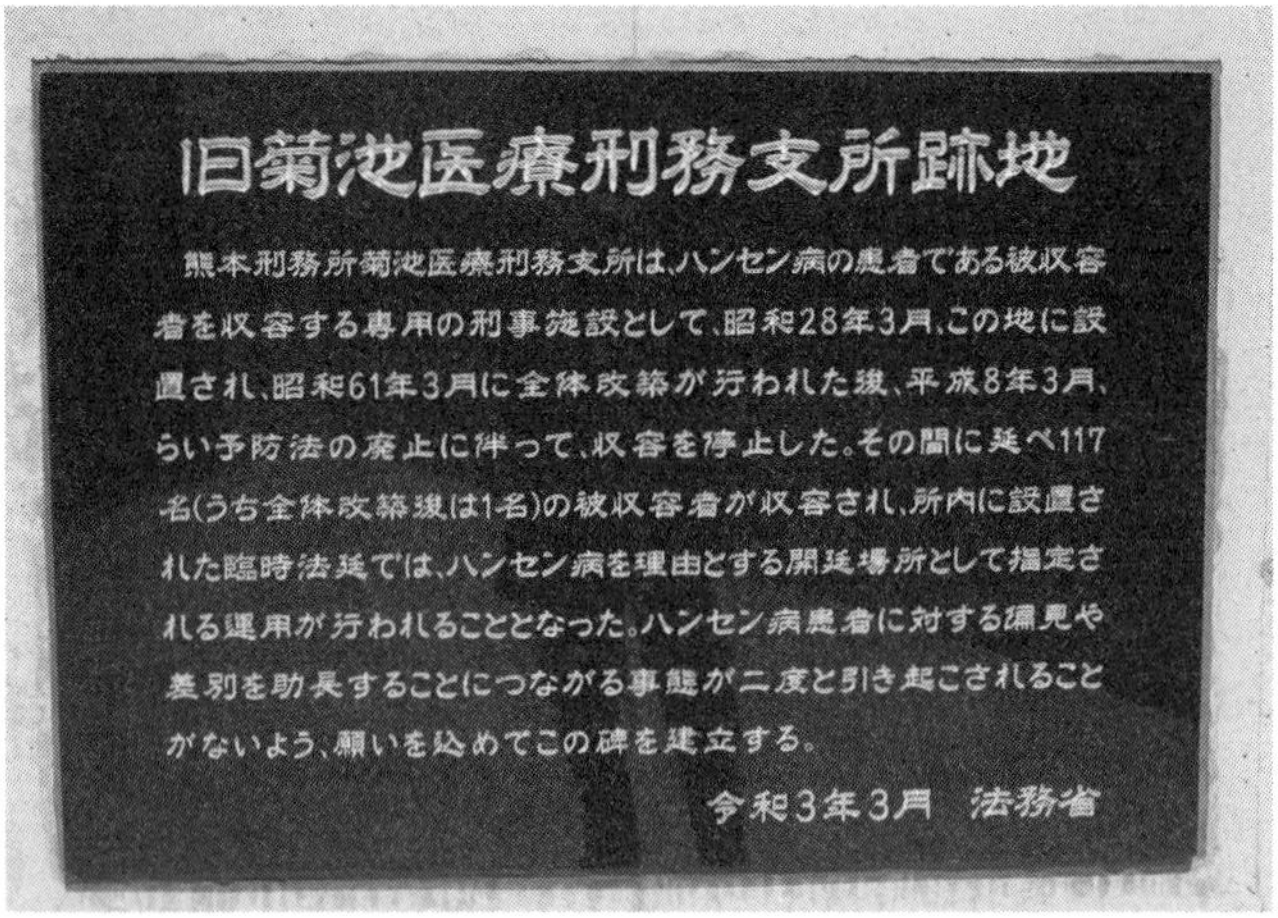

現在地元・合志市立の小・中学校になった旧菊池医療刑務支所。このプレートが校門に設置されている。(2021年3月)

知させるような動きはあったでしょうか?

私の友人で軽快退所の時に証明書を持って、元の職場に復帰しようとした人がいました。その人に対して、職場の人事部長が「こんなもの何だ! 軽快退所とは一体何事か! 治ったというならわかるが、伝染病なのに軽快したということで職場に復帰はさせられない。もし従業員に感染でもしたら困るし、私は責任を取る立場にあるんだ。軽快なんてことで職場に戻れるものではない」と言い放ち、彼は突き返されてきました。法律によって、「軽快退所」という以外は書類に書けないようになっていたので、このような目に遭ってしまったのです。

私たちが、「らい予防法」について「法の作為」と言っているのは、光田健輔が強硬に言った「らいは治らない」ということが前提になって出来たものだからです。

昭和二十六年に、私たち入所者はプロミンの効果による第一号の退所者を華々しく送り出しましたが、あくまでも彼は軽快退所であって治って出たということにはなっていません。本来、治る治らないということは医者が決めるべき問題であるはずなのに、何故、国が治らないということを決めたのか。こういう点からもあの法律は作為であるのですから、今回の訴訟は負けようがないのです。

ただし、「日本が法治国家であり民主国家である」という前提のもとで、もし負けるようなことがあれば、この国が法治国家であるということも、憲法の存在も無ということになるのです。

昭和三十一年のローマ会議の二年後の三十三年に、日本国内で開催された国際らい会議の内容は何も公表されていません。その二年後の三十五年に、日本に対してＷＨＯから勧告が出されました。実は、三十三年の会議で日本の隔離政策が相当なバッシングを受けたらしいのですが、それは当然のことと言えます。遡ること、大正十二年にフランスのストラスブールで開かれた国際会議で「隔離というものは人道上の罪である」という討議が既に行われていたにもかかわらず、未だに日本という国はそんなことをやっているのかと国際的に糾弾されたのです。日本という国では、単に言葉として「病人や障害者であっても個人の人権や人の命は地球よりも重い」と存在しているだけで、政策の中で活かされていくことはありません。

菅直人元厚生大臣の「人権侵害はあった。憲法違反の事実はあった。しかし、それを直す法律がなかった」という談話が新聞に載っていましたが、あれは詭弁です。憲法には法の停止条項まであるというのに、未だに一度も発動されたことはありません。法曹界はこれについて一番よく知っているはずであり、国会議員である菅直人自身も知っているはずなのです。現実にこんな理不尽な法律が存在するのならば、当然先述した停止条項を使ってでも停止させるべきだったのです。それをこの国や国会議員などは怠ってきたのです。

更に「法律を廃止した。だから社会復帰を希望する者には一般の法律を適応する、他の法律との整合性を守らなければならない」などというのも全く身勝手で一方的な姿勢です。

ハンセン病の場合は明らかに国が差別を推進し差別法を生かし続けてきたにもかかわらず、ある時を境に「法を廃止したのだから」と、即、他との整合性を言い出す。ようやく一つ扉を開けたにもかかわらず、再び納得のいかない問題の出現が引き金となって、訴訟を起こして闘う以外に解決の道はないと決意したのです。それ以前から八割ほど訴訟を起こす考えは持っていましたが、「〝治らない〟という法律で縛ってきて、今度は法は廃止しました。ハイ、あなた方は元患者です」こんなナンセンスで失礼な話があるでしょうか。

私は何か特別なことをやっているという思いは全くありません。ただ全患協の思想を受け継いでやっていこうと思っているだけで、訴状はかつて全患協が訴えていたことに沿っています。あの予防法闘争の時にハンストをしていた人たちは、国から「損失の補償を取る」と必死で頑張りましたが、どの時点で変わってしまったのか分からないのですが、今日その「損失の補償」を要求して勝ち取るためには「国家賠償請求」以外には無くなってしまったのです。

国は、金額について「中国から帰国した孤児に対して十数万円しか出していないから」などと弁解しますが、戦争責任に対して日本の曖昧な対応が、その程度の額にしているのであって、同じ敗戦国のドイツは旧軍人だけではなく、戦争で被害を与えた国の人々に対しても補償を行っています。このような半端な対応がこの国の姿なのです。

今回、薬害エイズの訴訟団の方々が先鞭をつけてくれました。本当にありがたいことです。訴訟となった時に最初に頭に過ぎったことは、お金がないということと、高齢で寿命が残り幾ばくもないという困難な状況に加わってきている私たちを本当に理解し、立場や気持ちを代弁してくれる弁護士がいるだろうかという不安でした。

現在、私たちは障害者年金をもとに生活していますが、以前は慰安金というものが月に五百円程度支給されていました。そのような状況では弁護士を雇うということは到底出来ません。

全患協の高瀬氏は、「我々は法的なことについて勉強不足の点があった」と反省されていましたが、らい予防法の闘いをするにはあまりに無謀でした。おまけに昭和二十八年のあの当時に、私たち入所者のことを本当に手助けしてくれる弁護士の存在があったかどうか、それは雲を掴むような話だったことでしょう。

加えて、裁判を起こす上で難しかったことの一つには名前の問題があります。療養所の中では何時の頃からかは定かではありませんが、暗黙の了解として互いに本名を知ることも、詮索することもありません。勿論、本名を名乗っている人もいますが、園名というか偽名が通り名になっている人も多くいます。このような複雑な事情がある中で、薬害エイズの方たちがいわゆる「背番号制」という方法を示してくれたことに深く感謝をしています。それには弁護士の努力もあったのだろうと思います。私たちには考えもつかなかった新たな方法を参考にして弁護士の協力を得て届け出をし、これから先の扱いも裁判所と協議をしながら行えることになりました。因みに、今回の訴訟での私の原告番号は十三号です。

マスコミ関係者から「なぜ、今やっているのですか?」とよく訊かれるのですが、昔だったら到底出来ません、今だから出来るのです。

戦時中、光田健輔は徹底的に強制収容をしながら、片方では患者を追放もしました。特に知識階級の人や高等教育を受けた人は意見を訴えましたから、ここでも多くの人が追放されています。あの森田竹次さんもかつては恵楓園にいましたが、「プロレタリア癩者同盟」を始めたという責任を背負って愛生園へと転園していったようです。

療養所がいかに患者に対して暴力的・抑圧的であったかということは懲戒検束規定で明らかなことですが、患者係として東京の中野スパイ学校(陸軍中野学校)出身の人が二人もここに来ていました。幸いにも、彼らは入所者に大変支持される人物だったようで助かりましたが、宮崎園長の方針次第では、暗黒の時代がよりその暗さを増していたかもしれないと思うと、ゾッとします。現在では、栗生楽泉園の特別病室「重監房」の存在やどのような性格を持っていたものであったかなど明らかになっていますが、そのように非人道的なことがハンセン病療養所では行われていたのです。ですから、そんな時代や環境の下での裁判など到底考えられないことだったのです。

父母（ちちはは）、弟妹（きょうだい）のこと

先述しましたように、私の中には裁判を起こすべきではないかという考えを持っていましたが、脊椎の具合が悪くなり一年ほどの時間を棒に振りましたが、幸いなことに回復してまた歩けるようになりました。年齢的な問題もありますが、血液検査をしても何の異常もないのに、若いときに無理をしたツケなのか大した菌ではないようなのですが、抵抗力が弱いせいもあって慢性的にグジュグジュとやってくるので、大変なことになる前に今のうちにやっておこうと七時間半にも及んだ手術をしました。

私としては自分の人生ですから我慢できないこともないのですが、残された家族や親族にはそうはいかないわけなのです。「あの法律は何だったのだろうか」ということなのです。

私の母親の元に従弟から「こんな馬鹿なことはあるか、賠償請求しろ。これだけ家族や親族が苦しんでいるのに〝ハイ、廃止法です〟〝あなたたちは元患者ですよ〟なんて、都合の良い話はない。家族がどんなに追い詰められていったか、ハンセン病というものの重みを背負って生きてきた家族の姿を見てきて、それはあまりにひどい対応ではないか。家族や親族の思いについてこの法律は何も応えてはいない。入所している人たちに、処遇は生活保護に準じたもので、ただそこに居て良いというだけの話じゃないか！」と電話があったそうです。

提訴したいと思っていた私にとって、気になっていたのは母親のことでした。そこで母親に

「提訴してもおふくろは大丈夫か?」と尋ねましたら、「うん。やってください」と返事がありました。加えて「いわゆる共生の時代ということを言われるようになって、町で障害者の方たちが楽しげに過ごしている様子を多く見かけるようになったけれど、このハンセン病というのは、自分たちが生きていくためには(親が)子の存在を否定しなければならなかった。現実には子である私は存在するのに、その存在を否定しなければ家族の生活が守れなかった、そんな不条理な話があるか! しっかり糺してくれ、頑張れ!」という励ましがありました。この裁判はそんな母親の思いも込めたものでもあるのです。

母親が初めてここに面会に来たのは私が結婚した後でしたから、入所して十四、五年ほど経ってからのことでした。それまで会いませんでした。それは、会ったら私の病気のことで一家心中まで思い詰めていたことのある母親が、再び変調をきたしてしまうのではないかと父親が心配していたからでした。

母親は、鉄道に飛び込んで死んでしまうと死体が皆に知れてしまい親族にも迷惑をかけてしまうだろうからと、非常に流れが速くて飛び込んでも死体が上がらないといわれていた長崎の西海橋から海に飛び込もうと思っていたらしいのですが、それを実行に移さなかったのは、当時まだ生後四ヶ月の乳飲み子であった末の妹がおっぱいを飲む顔を見ていて、この幼子まで道連れには出来ないと思い、それから母親は立ち直っていったそうです。そのことを随分後になってから聞きました。

その頃の私は、父親から「書くことがなかったら天気のことだけでもいいから、とにかく書いてくれ」と頼まれ、毎日のように母親に手紙を書いていました。「心配するような病気ではありません。安心してください」というような手紙を一日おきに送っていました。それだけが私に出来る母親を少しでも安心させる術だったのです。

残念ながら、父親はもう亡くなってしまいました。身に降りかかる冷たい世間の仕打ちに、私は「自分という存在はこの世にいないのだ」と心に誓い、以前から決めていたように父親の葬儀に参列しませんでした。

父親は、戦時中は千葉の鉄道連隊にいたようで、そこから中国の武漢三鎮に派遣され、戦後復員してきて国鉄に勤めていました。労働運動が盛んな頃、今でいう中間管理職のようなポストで板挟みになり嫌気がさしていた時に、親戚から商売を手伝ってほしいという話があって、国鉄の一分一秒を争う仕事にも神経をすり減らし疲れていた父親は辞めたようです。

それでも父親は国鉄に勤めていたので、旅客取扱いやらい患者専用列車などの知識があり、「らい」が伝染病だということは知っていたようです。そんな父親であっても、らいが遺伝ではないかということが気になったようで、随分あちこち調べて、最終的には信仰していた禅宗のお寺に行って相談したそうです。そこのお坊さんはかたく秘密を守り、寺の過去帳を調べたら何かわかるかもしれないと一緒に調べてくれたそうです。三代から先の過去帳は寺の火災で消失してしまっていたのですが、可能な限り調べても「らい」と結びつくような人はいませんでした。

そこで、母方も調べてみたようですが、こちらも何もありませんでした。たくさんいる従兄弟たちの中にも誰も病気の者はいません。何故、私の家にだけ出たのかは、今でも謎なのです。

私は、六人兄弟の上から二番目です。長兄は生後間もなく亡くなっていて、私のすぐ下の妹とその下の弟については、私がうつしたのであろうと思いますが、肝心の私はどこで感染したのか、近所にも村にも病気の人はいませんでしたから、全くわからないのです。

妹や弟が病気だとわかったのは、私が園に入所して十年ほど経ってからでした。その時は母親は取り乱すことなく諦めたようです。ある時、弟の小指を見た私は〝あっ、これはいけない〟と思ったので、「ここに居られるだけ居なさい」と伝えました。妹は眉毛が少し薄くなっただけで、三年ほどで退所して帰って行きました。幸い、その後理解ある人と巡り会って結婚しました。

昭和三十五年に、もう一人の弟が結婚するということで、相手の娘さんに私がここに入所していることを打ち明けて、私もその娘さんと会って話をしました。ところが、その娘さんの親が医者に相談したところ、医者が「らいは遺伝する」と言ったために親が承諾してくれず、結婚は出来たものの式を挙げることは出来ませんでした。そんなことがあったので私の妻は社会復帰することを嫌がったのですが、私としては一番下の妹だけには何としても普通に人並みの結婚をしてもらい、親を喜ばせたいという気持ちがあったことも社会復帰をした大きな要因でした。

私が社会復帰して直ぐに、その一番下の妹にとって一度目の縁談話がありました。ところが結納まで交わしていたのに破談になりました。その後の縁談も何度も破談になりました。外語大学の英文科を卒業して、父親の商売の関係のロータリークラブで秘書をしていた妹には、大手企業勤務の人や立派な大学出身のエンジニアなどとの話が持ち込まれましたが、悉《ことごと》く断られました。発病した妹は理解ある人と巡り会えたというのに、英文科で学んだのが良くなかったのかとも思いましたが、実はその裏で興信所が私の同業者を名乗って動いていたようで、徹底的に調べ上げられていたのです。

私は中学三年の時に故郷を出てきたので、町の人が私のことを知っているはずはありませんし、噂が広まったということもなかったのですが、どういうわけか知られてしまうのです。秘密保護に関する法律というものが出来ましたが、過去のそのような経験から、あれもザル法だと思っています。

私が病気になったことで家族にいろいろな影響を及ぼしました。今回の訴訟には、そんな家族のためでもあると思っています。決して自分のことだけなどではなく、私の家族が味わったような経験や思いと同じようなことをハンセン病患者を出した一家も辿ってきたのではないか。

それをすべて「運命」という言葉で済ませてしまうことは、あまりにも悔しいのです。地裁への提訴の日、「家族の思いも原告の皆さんと同じです。どうか最後の最後まで頑張って欲しい、応援している」という家族から寄せられたメッセージが読み上げられましたが、私たちはそういう多くの家族の皆さんの後押しも受けて、その思いも代弁しながら取り組んでいったのです。

母親に「この問題を解決する一番の近道は、おふくろが法廷に立ってくれることなんだよ」と伝えてみたところ、「まぁ、八十を過ぎているおばあちゃんをつかまえて法廷に立てというのは何事ですか」と返されました。その後もいろいろな取材を受ける中で母親から直接話を聞きたいと言われたので、再度、尋ねてみたことがあります。はじめは良い返事をしてくれましたが、後から「昔のことを思い出したくない。もう話したくない」と断りました。母親にとっては一家心中の一歩手前まで追い込まれた辛い体験や気持ちが、数十年経った現在でも深い悲しみとして鮮明に蘇ってくるのでしょう。

生死の境から

山下さん[*注]との付き合いは、自治会機関誌『菊池野』に、私が寄稿した「殯邑（もがりむら）」という文章がきっかけでした。ここに再入所して間もない頃は皆まだ元気でしたが、それでも私は非常に違和感を感じたのです。それで、ここのことを「殯邑（もがりむら）」と名付けた

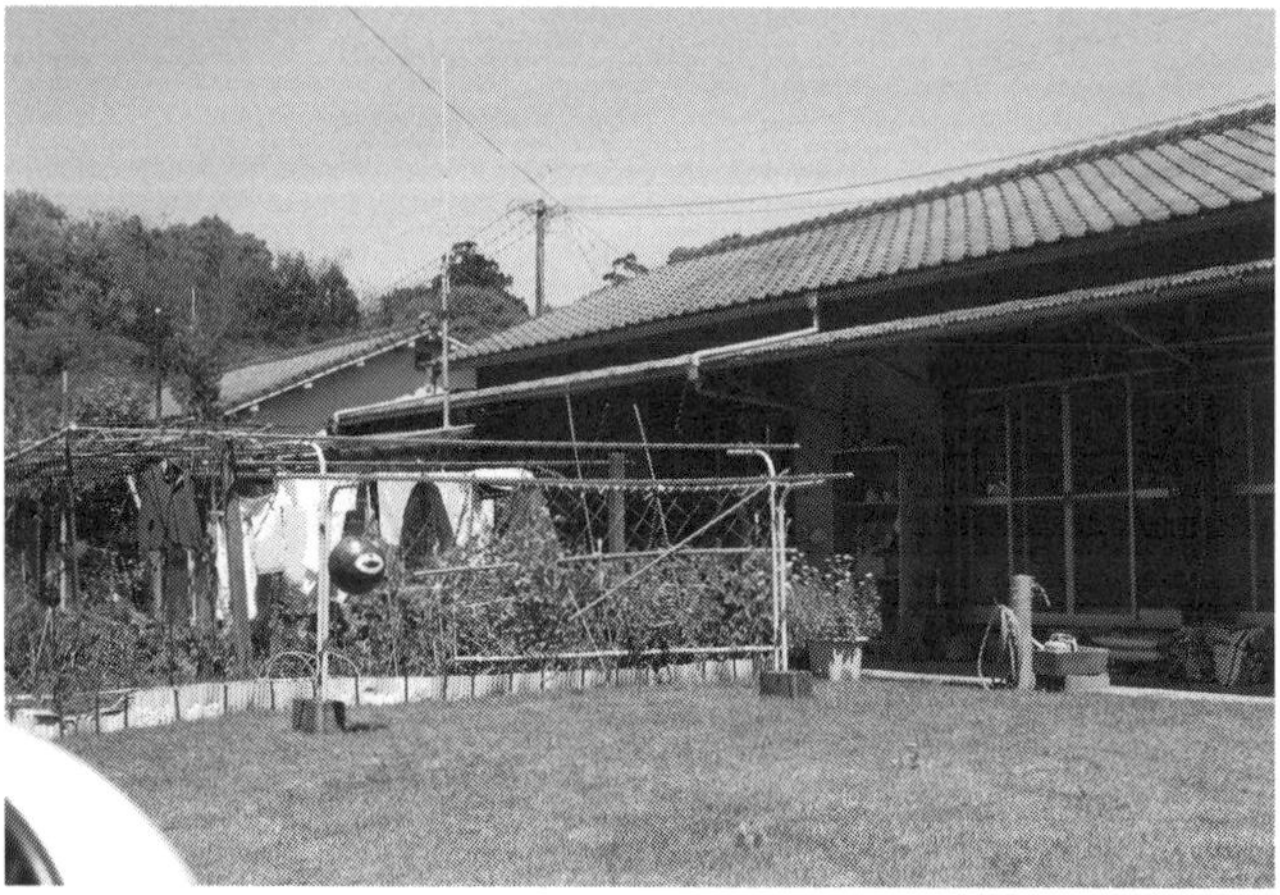

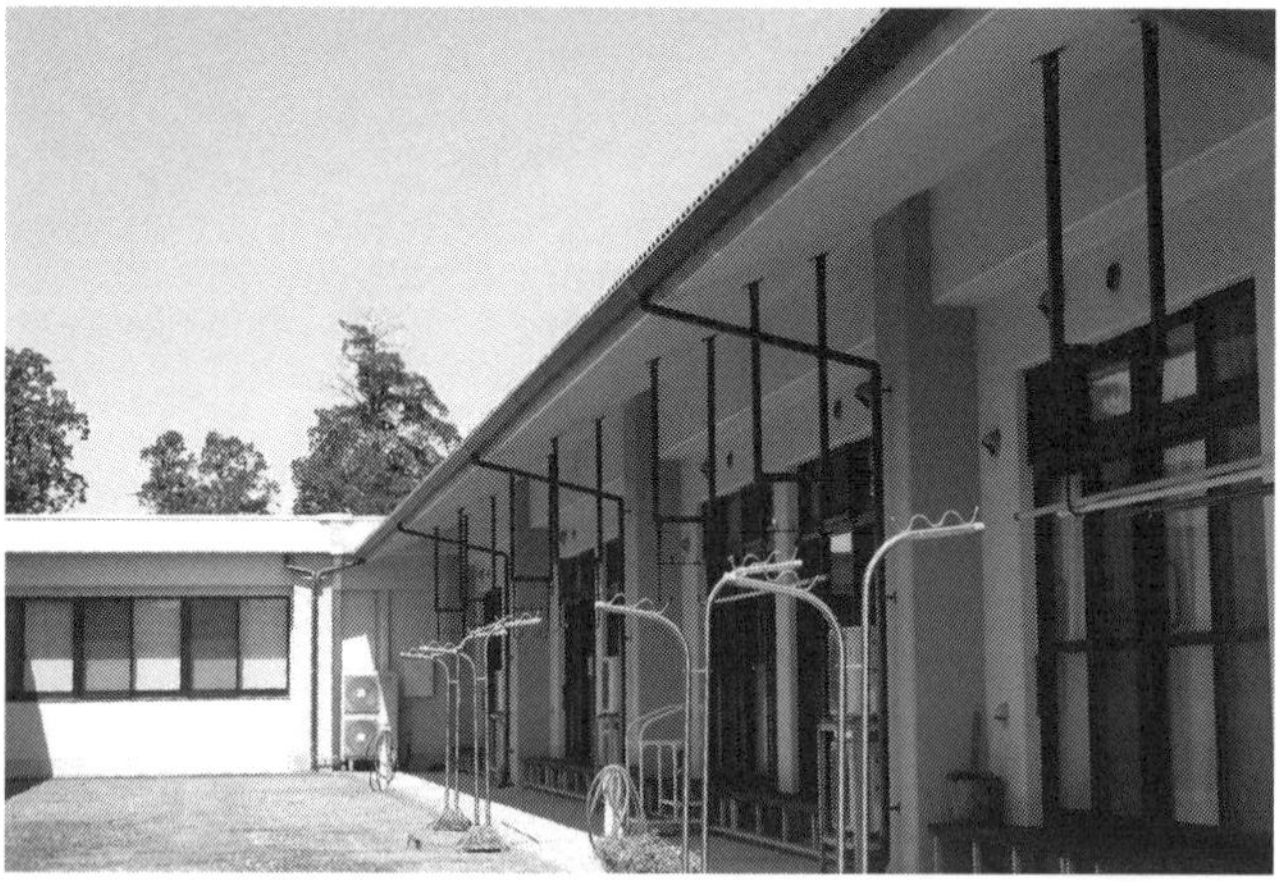

居住棟。大部屋、長屋、夫婦部屋などの歴史を経て、今は「サービス付き高齢者住宅」みたいな部屋になった。

のですが、それはまだ今のように高齢化が深刻な状態ではなかった十年ほど前の話で、月に三人も四人も亡くなるようになってしまった現在では、「殯邑（もがりむら）」とは書けません。

＊注　山下峰幸（一九四二〜　）。元兵庫県高校教師。邑久光明園の歌人・中山秋夫と交流、同人の句集の出版に携わる。恵楓園自治会長であった青木氏とも交流があり、青木氏の収集した資料を志村氏に渡すとともに山下氏を紹介された。以後、志村氏の聞き取りをしてパンフにまとめた。

ここには一棟に二所帯ずつセットになっている夫婦寮がありますが、その四人居たはずの棟のうち三人が亡くなってしまい、現在では一人しか居ないとか、前の棟には誰も居ないとか、そんな寂しい空気が流れている現実があります。離島の療養所などの場合は一段と寂しさが増すことでしょう。夕方五時過ぎの退庁時間になって職員が帰っていくと墓場のような感じがします。もしかしたら、墓場の方が有象無象がいたりしますから、かえって賑やかかも知れません。今やもう柩の中のようなものです。

私はこれまでに三度、死の淵をさまよったことがあります。一度目は肺炎、二度目は腸チフスのようなもので。その二度目の時、当時、園に二本しかなかった点滴を三人で使っていました。「お前は比較的若いから半分で良かろう」と言われて他の人と半分ずつ打っていました。そのうちに私と半分にしていた相手が亡くなってしまい、一人一本ずつ点滴が打てるようになりましたが、残ったもう一人も亡くなってしまいました。私も危険な状態で医者が家族を呼ぶような状態になって〝いよいよ今度は私かな〟と思いましたが、不思議なことに私だけ生き残りました。

話は前後しますが、肺炎になったのは結婚する前でした。あの時のことは鮮明に覚えていますが、手足が紫色になって動かない、とにかく足が重くて冷たくなって、〝はぁ、これは間もなくだな、お世話になったから何か言わなくては〟と頭を過ぎって、それで「さよなら」と言うのでは芝居染みるから「ありがとう」と言おうかなと思っていたところで心臓が止まってしまい、突然あの世へと往きかけたようです。ひどい貧血状態に陥って、頭の中でシャーンという音がして地球から放り出されるような感覚になりました。わけがわからなくなって〝私はどこに行くのだろう〟と不安を感じた時に、看護婦の「キャー」という声で〝おや、まだ往ってないようだぞ。まだ生きているぞ〟と我に返ったのが、午前四時過ぎのことでした。

結核の人は喀血して亡くなったりしますが、きっと最後の瞬間までわかっているのだろうと思います。肺がんの人も同様に薬などで眠っているような状態になりますが、最後まで聴覚はしっかりしていて、頭の中でシャーンと音がして、奈落の底に引き込まれていくような感じで終えていくのではないかと私の経験から想像しています。

そして、三度目の今回は一昨年の十二月末から一、二、三月と三ヶ月間、原因不明の痛みに襲われました。時には耐えられないような激痛がして、痛みによく効く注射を打ってもらって凌ぐような塩梅でした。時には薬が良く効きすぎたのか、変な気分になって〝これで安心して死ねる〟と深い眠りに入ったところが、朝になったら目覚めてしまって愕然となったりしました。そういう状態が続くので、医者から「頼むから一度検査をさせてほしい」と言われて、痛み止めの注射を打ってもらうことを条件に検査をすることにしました。薬の効果で痛みが止まったタイミングでレントゲン撮影をしましたが、それで骨の異常が見つかりました。そこで断ったのですが、「はっきりさせた方が良い」と、隣にある再春荘病院で、痛みの残る中、一時間半ほどかけてMRIを撮りましたが、医者が「普通、痛さを堪えられるのは十五分ほどが限度だろう、この人はこれだけ弱っているのだからそこまでは持たないだろう」と言ったところ、傍にいた看護婦が、「いいえ、この人の場合はそんなわけにはいかないんです」と答えているのが耳に入ったので、「気を失わないように、とにかく何でもいいから話しかけてくれ」と看護婦に頼んで耐えてみせました。

二度も三度もあちらの世界に往きかけても死なずにこうして今も生きていますが、そういう体験をして〝どうせなるようになるだろう〟という気持ちがあるので、こういう行動を起こせるのかもしれません。

一度目の肺炎で死にかけた時のことを後日、「普通、あそこまで状態が悪くなったら医者の手の届く範囲ではない」と医者が言っていました。最悪の状態に追い込まれた時に、私のように意地っ張りで〝負けるものか〟と思う人と、〝これでおしまいか〟と受け入れて去る人の違いが出るのでしょう。そういう根性があったから、病気に負けずに生きて来られたのではないでしょうか。

もう簡単にあの世には往きませんので「願わくば光田健輔の文化勲章剥奪を」と、まだまだやらなければならないことも残っているのですから。それらを終えて亡くなった後には、骨はどこかに撒いてほしいと希望しています。

位牌と共に

裁判の時に、この位牌を持って行きました。堕ろした子の位牌。冒頭陳述を書きながら「何か欠けているな」と、不意に、これと一緒に行こうと思いついたのです。私一人ではなく、「位牌と共に」と。

この位牌は、あまりにも不憫だと言って母親が作ってくれたものです。堕胎と簡単に言いますが、そのまま育っていけば胎児から子どもへと育っていくはずなのに、親の都合で……。子どもの立場からいうと、この世に生まれてくるはずの命を落とすことになります。だからその魂を供養してあげなければなりません。その子は男か女かもわかりませんでしたから、どちらであっても通じるようにと「操（みさお）」と名前をつけました。何事もなく生まれていたら、もう四十歳になります。普段、位牌は社会復帰した時に建てた家に置いています。この子は社会復帰していますから、家で祀っているのです。

この子の堕胎に至る過程では母親にも相談しました。母親からは「息子である私の子どもを育てるということは、とてもではないけれど社会や世間が許さないだろう」と。自分の子どもを道連れに死のうと考えた過去のある母親の実感の込められた答えが返ってきました。

何故産めないのか。それは先ず、ハンセン病療養所の入所者には健康保険証がないことがあげられます。適応除外となっていますから、外の産院に行って産もうにも健康保険証がなければ出来ません。健康保険に入ろうとすると、園の外に住民票を移して登録をしなければなりませんが、それもできません。恵楓園の住所の合志市栄三七九六から住民票を移そうと役場に行くと、即、園に問い合わせがあります。自分勝手に持って行くわけにもいかない上に園の許可も要るのですから、完全に社会復帰しない限り、住民票を外で得て社会保険料を納める住民になれないのです。

ここには産科もありません。仮に出産後、直ぐに母子を引き離しても、その子を預けるところもありません。産む産まないという選択の余地はありませんでした。

今でも厚生省は「あれは任意だ」と言いますが、「任意の強制」であって、何を以《もっ》て「任意」と言うのか、強制的に堕胎させていて「あれは任意だった」などと、そんなことが通じるはずはありません。これも今回訴訟の争点の一つなのです。

解剖願書と同じように堕胎も、「優生保護法に基づいて、優生手術をお願いします」という話なのです。つまり、「あなた方（入所者）が頼んだのであって、こちら（厚生省）は頼まれたのだ」という形式になっているのです。

私は昭和二十三年にここに来ましたが、それから子どもを産んだ人は一人もいません。韓国の人で病気になったご主人と一緒に収容された妊娠中の健常者の奥さんが出産されましたが、産んで直ぐに外に出て、園の近くに家を作ってそこで生活されていました。その人ただ一人だけです。病気であった患者同士の場合は全くありませんでした。それが現実です。


恵楓園の場合、断種が結婚の条件ということではありませんでしたが、妊娠したら男性が断種する形から、後に女性が元気な場合には卵管結紮《けっさく》術をする形へと変わっていきました。

私は何度か命の危機に直面していますが、その時にも回復してくると「志村さん、今度手術しましょう」と声をかけられましたが、「バカなことを言うな。法律がどうなっているか知らないが、子どもが出来なかったらいいのだろう。性行為は一切しないから」と言い返してやりました。しかし、何度も同じことを言って来ましたし、婦長は私に向かって「男らしくない」とも言いました。そうこうしているうちに、また大病をして、その後社会復帰するとなった時には、もう誰も何も言わなくなりました。

結婚の条件に断種をするなどと、こんな罪深いことはないと私は思います。人類に対する冒瀆です。

裁判の陳述での「私の子どもを国から取り戻してくれ」という結びの言葉だけは、原稿に目を落とさずに裁判長の顔を見据えながら声を一段と張り上げて述べることを決めていました。

あの陳述書は弁護士と何度もやりとりをしながら書きましたが、書き終えてみて、これでは国や裁判官を動かすことは難しいと思ったのです。これまでの私は、三園長の証言を中心に据えて、これがどういうことだったのか、刑法や民法あるいはもっと大きな憲法に照らして、何故このような憲法違反の状態が長い間放置され続けているのかということ、ハンセン病にとって医学とは何なのか、どのような意味を持つのかということを、まっすぐに問おうと考えていました。

実は、それまで評論のような形や乱暴な言葉も引用したような文章を書いてきた私にとって、あのような文体で書くということは初めてのことでした。慣れていないせいか、その文章が少し緩いような気もしましたし、法廷の中で浪花節のような情に訴えるという形で良いのだろうかという気持ちも非常に強くありました。

弁護団が裁判に向けて、原告の声や訴状をまとめて『ブリキの貨幣（おかね）』という冊子にしました。一般の人にも広く読んでもらうことを目的として書いたのですが、掲載された文が陳述書の下地になりました。

裁判の長い一日

裁判の当日は、午前十時から弁護士会館で、原告団と弁護士の打ち合わせを行いました。鹿児島の星塚敬愛園《ほしづかけいあいえん》から参加できる人すべて、そして長島愛生園《ながしまあいせいえん》、宮古南静園《みやこなんせいえん》からも駆けつけてくれました。

裁判は午後一時半からでした。法廷に入ると、正面に裁判官が三人、左手には三十名の弁護士が身動きも出来ないような状態で陣取っていました。通常はゆったりと座ることの出来る原告席の私たちも、同じように身動きできないような状態でした。それに比べて被告である国の弁護団は厚生省、法務省関係者がそれぞれ六名の十二名。全部で八十席ある傍聴席も満席で、報道関係の二十席を除いた六十席が抽選となりました。関わってくれた代議士や学生、弁護士、支援者など多くの人が来ていましたが、皆、抽選でした。随分遠い所から駆けつけてくれていても抽選ではずれてしまい入れない人も多くいました。

裁判でははじめに弁護士が訴状を読み上げましたが、これにかなりの時間を要してしまい、その後の原告の陳述は、前日の打ち合わせではゆっくり読むことになっていましたが、時間内に収まらないので読むスピードを少し上げるようにと変更があり、急がされるように始まりました。

私は二番目に陳述しましたが、前述したように子どもの位牌を持って行きました。弁護士には事前に法廷に位牌を持ち込みたい旨を相談していましたが、法廷や裁判の大前提として情というものを可能な限り排除して真実に迫るということがあるので、位牌だけでなく写真の持ち込みも許可されないということでした。

しかし、陳述書にその思いを書くことは自由なのだそうです。水俣病や薬害エイズの裁判に関わった私の担当弁護士は、「薬害エイズの裁判の時に、ある女性が物凄い怒りの言葉を発しましたが、結果として、それが法廷の空気を一変させ、裁判の進行に大きな影響を与えました。だから、怒って良いんです」と助言してくれました。

その助言を受けて、陳述の最後に「実は、私はカバンの中に子どもの位牌を入れて来ています。今、私はここに一人で立っているのではない。我が子『操』と一緒にこの裁判に立ち、陳述をしているのだ」と述べて終えました。

傍聴席で涙してくれる人も居られました。私の次の島さんの陳述を代読した竪山さんも「志村さん、オレ困ったぞ。もらい泣きしてしまって何が何だか分からなくなってしまって、途中で詰まってしまったよ」と言ってくれたので、あのような書き方で良かったんだなと思いました。

やはり証言台に立つまでは緊張しましたが、立ってしまうと肩の力も抜けて話すことが出来ました。マスコミの人から「最後の『子どもを返せ』と発した時に裁判長を睨み付けていましたね」と言われましたが、そういうつもりはありませんでした。裁判長の方は下を向いて陳述

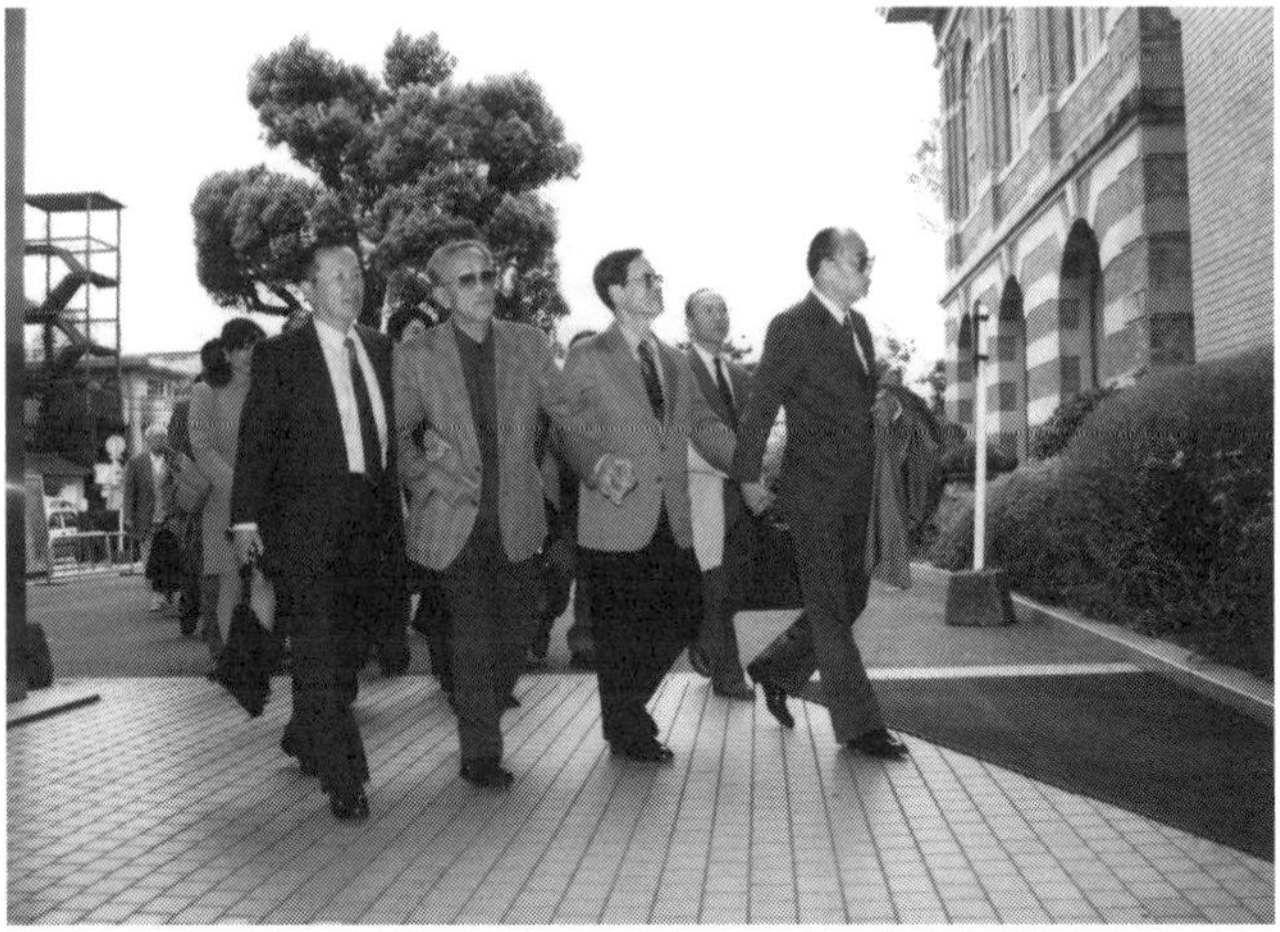

ハンセン病違憲国賠訴訟の第４次提訴。熊本地裁。1999年3月29日。

書を見ているようでしたけれど、私は俯いているわけにはいかないので堂々と臨んだのです。終えて一礼した時には、肩の荷が下りたようでスーッとした気分でした。

法廷では原告になった人の顔をたくさん見ることが出来て嬉しく思いました。鹿児島から参加した八人のうちの女性四人から「志村さんありがとうございました」「良かった」「スッとした」と言われて、それでまたホッと安心しました。彼女たちもやはり堕胎のことを抱えてきたのでしょう。

今後の裁判でも何人もの原告団の陳述が続き、それぞれに被害の実態というものが語られていくと思いますが、憲法論議だけでなく、その人その人の理論武装なしの素人の赤裸々な過去が語られ明らかにされる、そういう場になれば良いのではないかと思っています。

今回の原告の中に、小学校低学年の頃に畑仕事をしていた父親が野良着のまま警察に連行された人もいます。その父親は亡くなってしまいましたが、息子さんが父親に代わって人権侵害を訴えると訴訟に加わっています。

私が訴訟に加わるように勧めている人は、恵楓園に入れられて約一日おきに筋肉注射（大風子油を五ccほど）を受けていましたが、それが非常に辛かったらしく園を逃げ出して家に向かいましたが、途中見つからないようにと遠回りして家に辿り着いたところ、もう既に保健所と警察が「無断外出した」と待ち構えていたので山に逃げ込みましたが、「息子が出頭するまで父親を警察で預かる」と近所に聞こえるような大声でふれ回ったそうです。昭和二十四、五年頃のことですが、こんな酷い目にもあった人もいるのです。

裁判の後の報告集会にどれくらいの人が集まってくれるのか心配しましたが、二百席用意された会場には座りきれずに立って参加する人が出るほどのものすごい熱気に溢れる中、原告がそれぞれ三分ずつスピーチを行いました。鹿児島から名を伏せて提訴に参加した女性は、その熱気に押されて思わず名前を出して積年の思いを吐露されたりと、集会そのものが非常に濃厚なものとなりました。

また、恵楓園に出入りしていた人たちも支援者として壇上に立ちました。その中の一人が語った「園のある人に『故郷の家に連れて行ってほしい』と頼まれて、宮崎県の山奥まで車で行ったことがあります。生家までもうあと数十メートル、長い間思い続けてきた家の木戸がもうそこに見えるというところまで辿り着くと、『もういい。もし自分が帰ったら家に迷惑をかける』と言って、そのまま帰ってきた」というエピソードは非常に胸が詰まるものがありました。その支援者は「その時に自分は何もしてあげられなかった。だからせめて今回の裁判の送迎は全て私が引き受けさせてもらいます」と宣言されました。ありがたいことに、私たちはそういう面でも非常に助けてもらっているのです。

報告集会の後に、居酒屋のような所で懇親会をすると声を掛けられましたが、くたびれていた私は帰宅することにしました。その懇親会も弁護士を含めて六十名ほど集まって、日付の変わった深夜一時まで盛り上がり、鹿児島から参加していた人たちは、その懇親会の後に車に乗り朝が近づく時刻に帰園したそうです。それでも、皆元気で「積年の思いを少しでも吐き出すことができた」という喜びのファックスが届きました。

本当に長い長い一日でした。

私には初めての体験でしたが、水俣病裁判などを見続けてきたフリーライターの北岡さんは「裁判そのものも最初から最後まで緊張していたし、報告集会の雰囲気のものすごい盛り上がり。これほどまでの熱気に包まれた裁判というのは、私は初めて体験した」と言っていました。

今だから話せますが、名前を出して訴訟をするということは、やはり非常にハードルの高いものでした。園内で名前を出したのは私一人でしたから、連日のように押し寄せるマスコミにもなるべく対応するようにしました。園での日常生活では、名前を出した私が他人の部屋に行って話していたりすると、その部屋の人も「提訴するのか？」などと噂になって迷惑をかけてしまうことになるかもしれないと思い、入院している人のお見舞いと親しい人のところにしか出向かないようにと行動を控えていました。

十一月に支える会の第一回総会を熊本市内で裁判の傍聴席には入れなかった人も参加して百名規模で開催するので、もう一度あの陳述書を読んでほしいという話が来ています。まだ準備段階ですが、この地元でも多くの人が入会していると聞いていますし、非常に心強く思っています。

これからは支える会の会報なども発行して、少しでも多くの原告の声を広く伝えていく作業も始まっていくことでしょう。現在、大分で「社会復帰して下さい、自分たちが後ろ盾になります。応援します」という会を作ろうと動いています。鹿児島も作ろうという動きがありますし、福岡もどうにかしようと真宗大谷派のお坊さんたちが非常に積極的に活動しています。

今、このような流れを感じることでも、ハンセン病問題についての初めての裁判の持つ意味、歴史的な重みとでも言うのでしょうか、それをある程度訴えられたのではないかと感じている

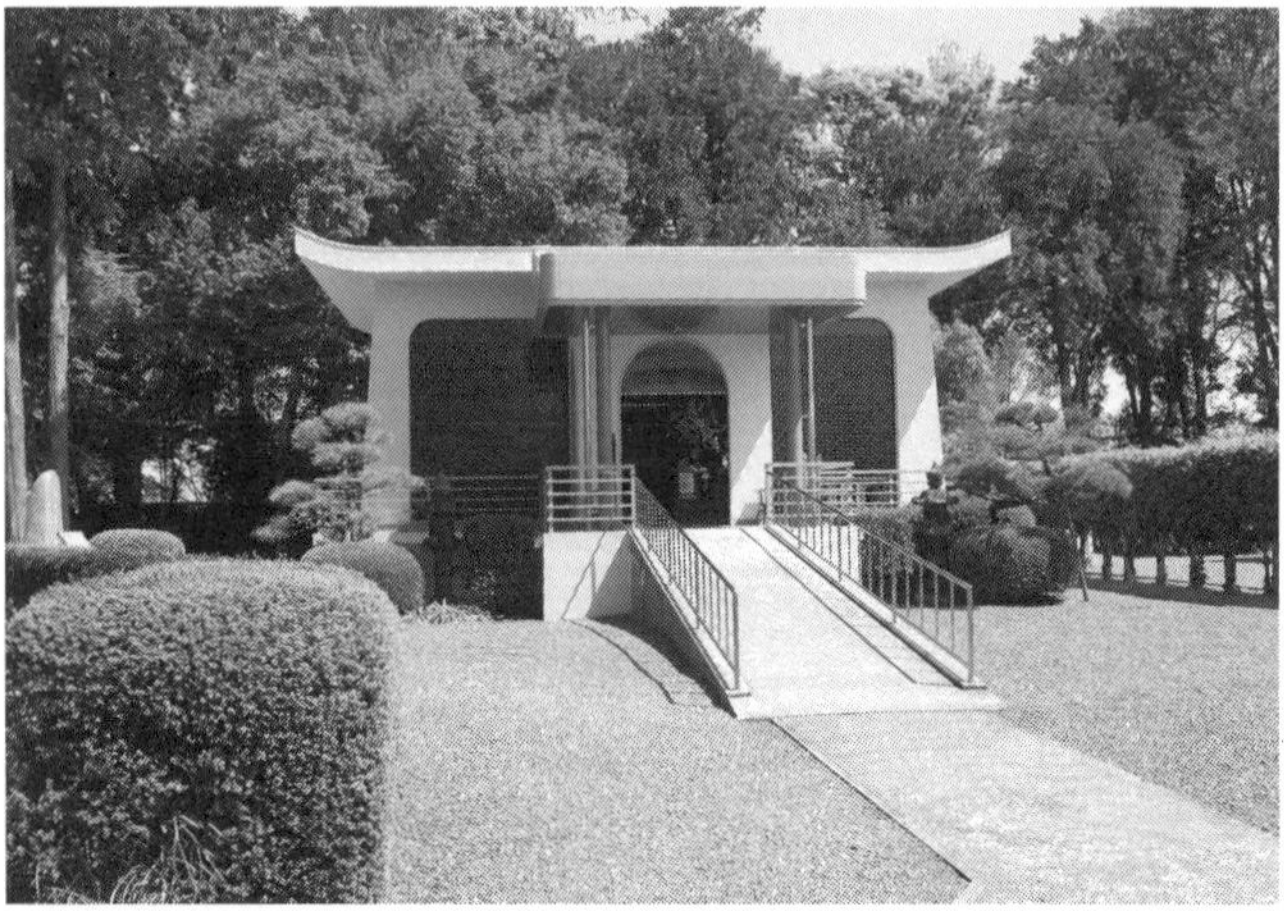

療養所では亡くなっても故郷に帰れない人も多い。全国の国立療養所には納骨堂がある。

ところです。

弔い合戦

亡き後は、その骨を納骨堂に入れるか、またはどこかに撒いてほしいという人がいます。残される骨というものは、水俣病の人たちもそうだろうと思いますが、ここの人にとっても怨念の塊です。素直に感謝していわゆる天寿を全うしたという人はそうはいないでしょう。現在は園内も随分変わって散骨希望の人も多くなっているようですが、納骨堂には名前の書かれていない骨壺がたくさんあります。いつ、どこで生まれて、名前さえ明かすことなく亡くなっていった、そういう人たちのものです。

納骨堂には三千二百人ほどのお骨が納められていますが、骨壺の中からでは文句は言えないでしょうから、生きている者がその人たちのためにも行動すべきではないか。黙っているということは、その人たちの思いをそのまま閉じ込めることになる。あそこに入っている人たちにも言いたいことがいっぱいあっただろう。もし生きている間に予防法が廃止になっていたら、どういうことを言っただろう。そういうことを思うと黙っていることは出来ませんでした。だから、生きている間に社会に対しても国に対しても言うべきことは言おう、たとえ足が立たなくなったとしても私は語り続けると決心したのです。

訴状を裁判所に持参した時の記者会見で話しましたが、ある人は亡くなる前々日まで「予防法のこと、引き継いでくれ」と私に言い続けました。彼は激しい痛みに強い薬を使っていましたが、苦しい中でもきちんと自分の意志を私に伝えるために薬を半量に減らして「頼むからあの予防法を」と訴えました。そうした無念の思いを抱いて亡くなった人の弔い合戦なのです。

再入所のきっかけとなった傷が治らないので入院していた私は、予防法について青木さんと話を交わすことがありました。それから時々、『むらぎも通信』や『解放新報』などを渡されて読むようになりました。青木さんの病状が悪化していくと「もう気力も体力もないから読めなくなった。しかし大事なことが書いてあるから、志村君、読んでいてくれ」と言われました。

元同志の青木さんとは考え方が少し違うところもありましたが、私が社会復帰してからも時々会うような仲でした。死ぬ間際になって何度も「志村君、来たか。君が言っていたのが本当だ。後をよろしく頼むぞ」と。そして、それが私に対する最期の言葉でもありました。

全国の療養所の全ての納骨堂は亡くなった人たちの寄進などによって建てられたもので、国からは一銭の援助もありません。国は葬儀にかかる枕経代、火葬料と骨壺代だけ負担します。一般社会では自分の墓は自分の金で建てるのでしょうが、ここにいる者は国の政策の犠牲者なのですから、本来ならば国が建てるのが当たり前のはずです。

母親は私に、両親と同じ墓に入るようにと言いますが、亡くなったらこの納骨堂に入ります。それは最後の最後までこの納骨堂の中にいて、自分たちが亡くなった後も世の中の厄介者として扱うのか、それとも社会の誤解や差別・偏見から迫害を受け、ここに納まらざるを得なかった人たちの眠る納骨堂として祀られるのか、その見極めをしたいのです。

石を投げる者がいるかもしれません。それだけはあの中からでも咎めなければという気概も持っています。死後の世界はないと思っていますが、骨になってもそういう私の魂は変わることはないでしょう。

いずれ誰もいなくなって納骨堂だけが残ることになるのでしょうが、その時にも手を合わせてくれる人がいてくれることを願っていますが、石を投げたり唾を吐きかけるような人もいることでしょう。そういう無礼な行いをさせないように、国はどのような手立てを講じるべきかは考えてもらわなければなりません。

かつて入所者で園の外に先祖の墓を建てて、自分が亡くなったらその墓に一緒に入れてほしいと言っていた人がいました。しかし、亡くなるとその人のお骨は別の寺の無縁仏として祀られたという実例もあります。亡くなっても、お骨になっても、なお差別を受ける。そういうことならここの納骨堂で眠る方が良いということになるのです。

私が死んだら、柩はあの真四角な四角四面のものではなく、丸みを帯びた八角形のものにしてほしいと希望しています。こういう私のような〝人格円満〟な人間には四角な柩は似合いませんから。

願わくば、納骨堂の骨壺が一つでも二つでも故郷に帰れるように頑張りたいとも思っています。生きている人間にしか、それを訴えることは出来ませんから。

『一代樹の四季』に寄せて

私が初めて中山秋夫さんと会ったのは、昨年の夏、暑い盛りでした。私が「らい予防法」違憲国家賠償請求訴訟の原告となったことを知って、遠路、陣中見舞いに来てくださいました。

中山秋夫さんの作品は、『解放同盟』『むらぎも通信』その他を通して、また山下峰幸さんから聞いていた動静などから、私なりに人物像をイメージしていましたが、実際にお会いしてみると、熊本までの長旅は相当な困難を極めたことがわかり、その気持ちが非常にありがたく、また恐縮した次第です。

彼の『一代樹の四季』を読み返す中で、障害度とは裏腹に、彼の中に息づく凛とした気迫に感動を覚えたことを改めて思い出します。完成された句に対して評してはなりませんが、品格を落とさぬように私の心象を少しばかり書き添えてみたいと思います。

納骨堂　帰れぬ骨を　隠す場所　（秋夫）

私の友人に福岡県出身のHくんがいました。社会復帰して二十年ほど経った頃、後遺症が悪化して苦しんでいた私に「もう帰ってきたらどうか」と彼は再入所を勧めてくれました。

その後、社会復帰して三十年目に私はまた後遺症の治療のために、ここに入院し、結局、回復が思わしくなく再入所することになりましたが、その時に同じ病棟に入院していた彼を一目見て、病状がかなり進行していることが分かりました。それでも彼は一日に数回、私の部屋を訪れ話しに来ていました。

ある日、彼は「もし私が死ぬようなことになれば、母親が元気であれば来てくれて私の骨を持ち帰ってくれると思うが、八十を過ぎた病弱な母親なのでどうなるか分からない」と、しんみり話した後に個室へ戻って行く姿を見送りながら、彼は死の予感があるかもしれないと思いました。

暫くして彼の母親が泊まりがけで会いに来ました。彼は母親との安息の時間を得ることによって元気を取り戻したかに見えましたが、母親が帰ってしまうと急変し、三日ほどして亡くなってしまいました。その時のためにと、せっせと貯金をしていた彼は、母親が自分の骨を故郷に持ち帰ってくれるものと信じていたに相違ありませんでした。葬儀は友人知人によって執り行われ、母親はその死から数週間後に園を訪れ、世話になった人々に白髪の頭を下げてまわりました。

故郷には婿を迎えた妹があり、彼はとうの昔に骨も残さずに亡くなっていたことになっていたのでした。

涯のない　果ての砂丘の　蟻一匹　（秋夫）

現在、園内の最高齢者は百二歳。ハンセン病は死に至る病でないことが恨めしいことでもあります。

死なない、感染も殆どない、それなのに何故、国は終身絶対隔離の政策を続けたのか。そのために家族まで迫害を受けました。らい予防法は、「病気は軽快するが治らない」と規定し、更にそう推進した医者、国会議員が「治らない」と法律で決めつけました。

法が廃止されると一転して、「あなた方は治っています。元患者です。」とは何ということなのでしょうか。法は廃止されても、差別や偏見、家族に対する迫害は限りなく続き、それは地平線の如く果てがないように思えます。法は最低限の道徳だといわれますが、差別や偏見もその道徳だというのでしょうか。それがまかり通るようでは、この国は「法治国家」ではなく、「法痴国家」であり、また「放置国家」ということになるのではないでしょうか。

盲導鈴　無人のような　療養所　（秋夫）

恵楓園の入所者数が最も多い時には、千七百名以上にのぼったそうです。

予防法闘争の頃は皆若く、私も当時二十歳で内科と注射場のメッセンジャーをしていましたが、途中からその闘争のハンストに加わりました。そのハンストというのは忠実なもので、全員麦茶のみで頑張りました。一日目は三kg、二日目、三日目は一kg、四日目、五日目は五百g、計六kgの体重が落ちました。しかし、五日目となると全員必要なこと以外は口を開かず、眼だけがやけに光っている状態になっていても、気力は充実していて死をも恐れずに懸命に闘いましたが、敢え無く敗れました。国賠訴訟に対する参加者の足取りの重さを感じるのは、あの時のショックを今でも引きずっているからなのでしょうか。

園には、東西に直線に一キロメートル伸びた中央道路があります。暑い夏の日中や寒い冬の午後には、この大通りにも人影がない時間があります。また、暗くなると人影を見かけることはもう殆どなくなってしまいました。高齢化が進み入所者数も千名減少しました。その方々の多くは社会復帰も叶うことなく鬼籍に入ってしまわれているのですから、心穏やかではいられません。

最近は外部からの見学者も多くなりました。しかしそれは入所者と語るというものではなく、容れ物（施設）を見に来ているように思われます。

ここは不気味な所だという人がいます。社会と全く異なり子どもの声が聞こえないこの地を見学した人たちは〝ゴーストタウン〟という認識を土産に帰って行くのではないでしょうか。私の「殯邑（もがりむら）」そのものであり、光田健輔の高笑いが聞こえてくるようです。

雪花か　あるいはひょっと　散骨か　（秋夫）

つい先日、友人が散骨したいと言い出しました。私は納骨堂に入ることにしていましたが、散骨というものにも心が動きます。裁判が終わったら散骨クラブでも立ち上げようかと思っています。

平均年齢が七十三歳ともなれば、明日は我が身と皆それぞれ考える昨今なのです。療友が亡くなると「次は自分の番かも」という話に必ずなってしまいます。

先述しましたが、納骨堂の遺骨が一つでも二つでも故郷に帰って欲しいという願いがあります。それが裁判の目的であり、そうならねば何のための裁判かということにもなってしまうのです。

もういいかい　骨になっても　まあだだよ　（秋夫）

今はもう故人となってしまった友人Sさんは、生前故郷に墓を建てました。養子に遺言として、自分が亡くなったら母親のために建てたその墓に入れてくれるように頼んでありました。Sさんが亡くなると、困り果てた養子は近くの寺に相談し、母親のために建てた墓ではなく無縁の寺に無縁仏としてSさんを葬りました。彼は園の納骨堂に眠ることはありませんでしたが、自分の故郷にも、母親と同じ墓にも入ることは出来ませんでした。一体何がそこまでさせたのでしょうか。

その養子は毎年供養の日がやってくる度にSさんの遺言を思い出し、申し訳なさとその重さに呻吟《しんぎん》しているでしょうか。

明治四十年、法律第十一号が出来て以来、園の職員及びその家族からも一人のハンセン病患者は出ていないことからも、明らかにハンセン病は病気そのものではなく、社会の病理としての問題ではないでしょうか。

光田健輔が「結核患者も強制隔離を執りたかったが、その患者数が多くて出来なかった」と言っているように、結核とハンセン病は兄弟のようなものであることは、ハンセン病の特効薬の多くが結核のために開発された薬であることからもご理解頂けると思います。

我が国のハンセン病は、数十年後には回復者を含め一人もいなくなってしまいます。骨となっても社会が受け入れないという現実は、強制隔離と断種・堕胎政策がもたらした厚生行政の最悪のシナリオの帰結なのです。

足と手を　目までも借りて　命とは　（秋夫）

「療養所」とは名ばかりで、収容所以外の何ものでもない長い年月がありました。「相互扶助」、「相愛互助」のスローガンの下、助け合って生きるしか道はありませんでした。プロミンをハンセン病に試用したのは昭和十六年のことでしたが、学会でその効果が認められたのは二年後の昭和十八年でした。そして、我が国での本格的使用は昭和二十六年からになります。時代背景を考えてみても、人権侵害の最たるものである戦争がなかったならば、多くのハンセン病患者は社会復帰が可能だったことでしょう。

強制労働によって、どれほどの数の患者が病気を悪化させ、そして命を落としてしまったことでしょうか。草津の栗生楽泉園にある特別病棟「重監房」は、患者を殺すための病棟という名の檻獄でした。患者が少しでも不満を口にすると、「草津に頭を冷やしに行きたいか」と当局の嚇《おど》しの口上にのぼるような、そんな施設まで造り上げたのです。

先日、予防法闘争の先頭に立っていた増重文氏の遺品を調べていると、一九五三年度の日記

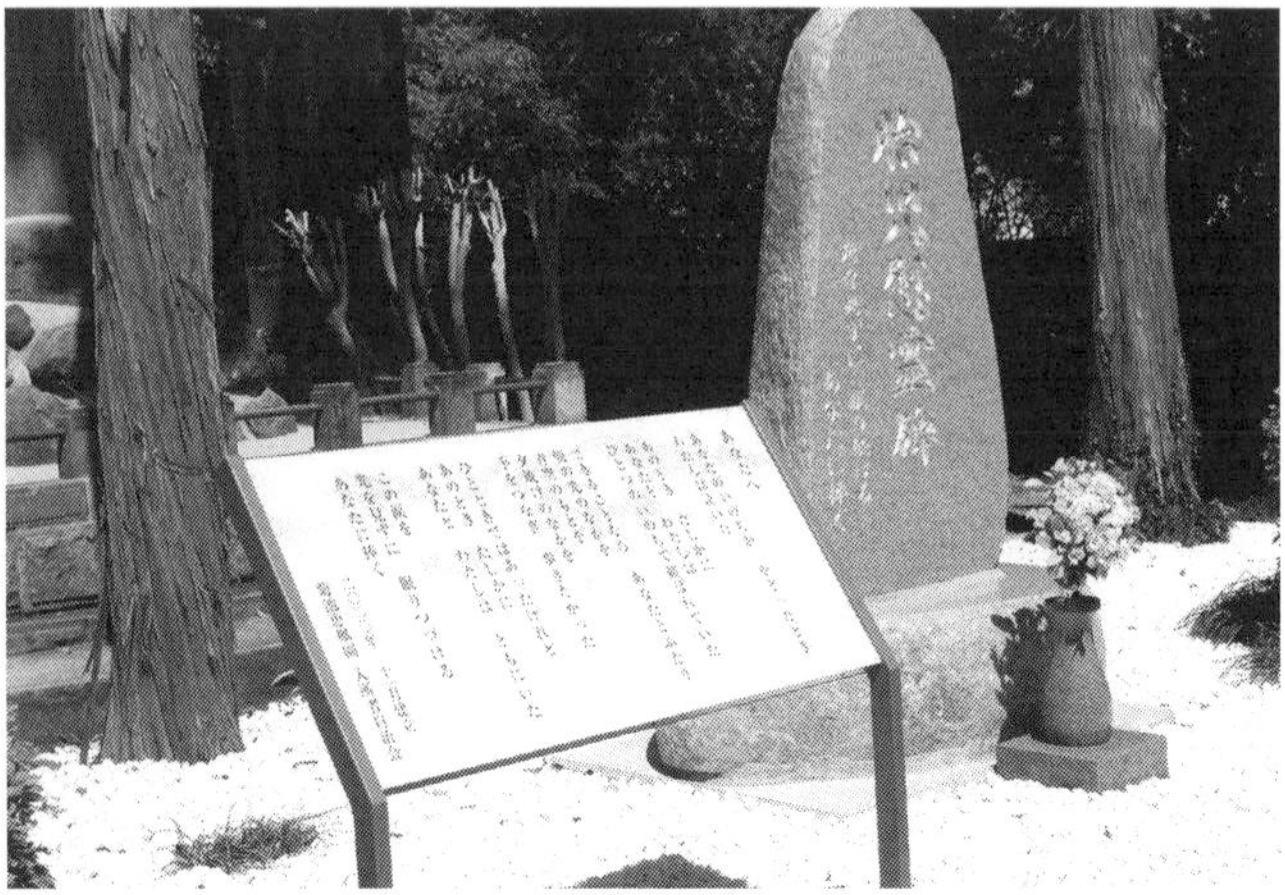

胎児の碑。療養所では結婚が奨励されたが、妊娠すると当然のように堕胎された。詳細は不明なものが多いが標本にされたものも多い。

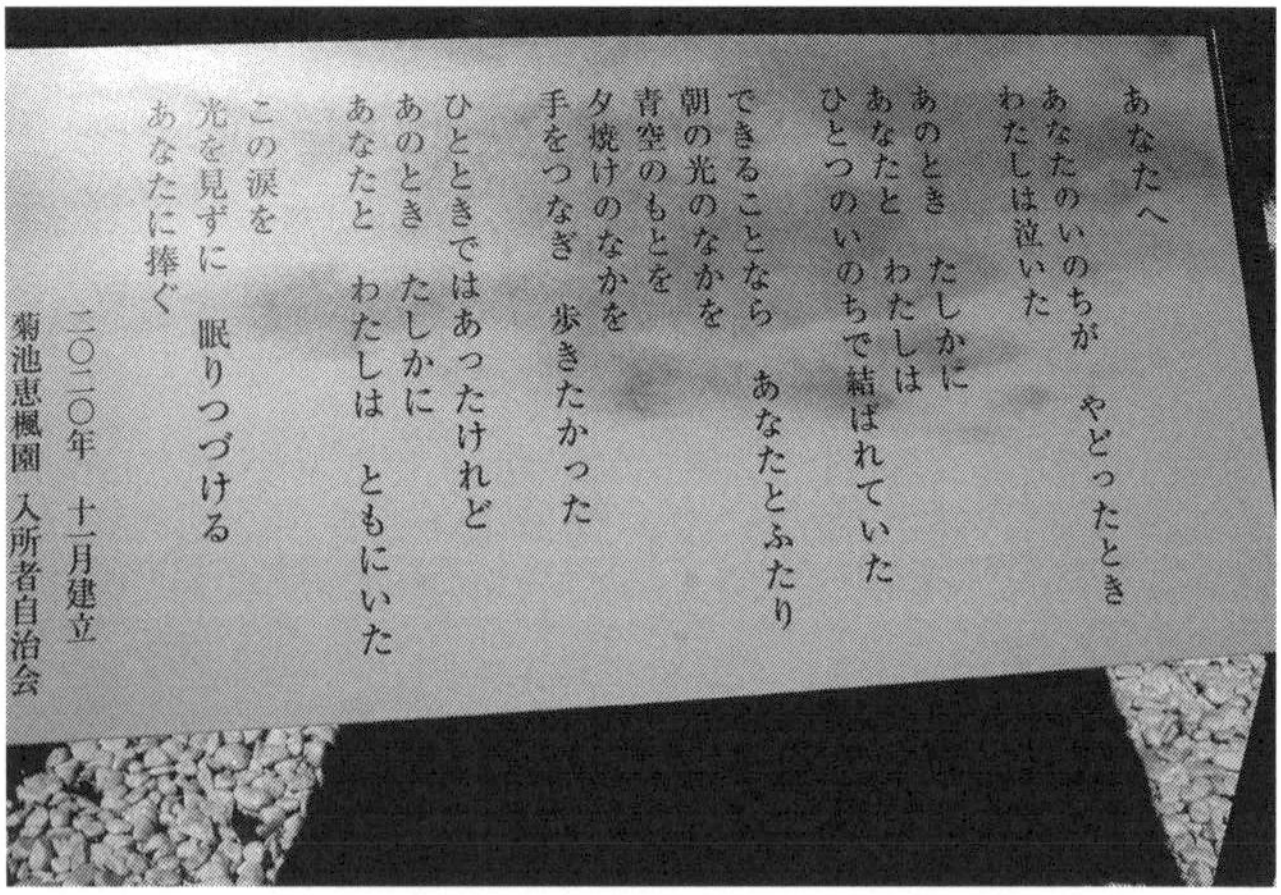

胎児の碑に添えられた詩碑。堕胎された母親の切ない気持ちが記されている。

が出てきました。その中に「昭和十九年厚生省は所長を召集し、療養所の窮状をどう打開するかを話し合った。所長の一人は『いっそひと思いに殺して仕舞うことが愛である。』と発言した。その所長とは宮崎松記であると、鈴木氏が知らせてくれたが、信じて良いのか、悪いのか」と記してありました。

そのことについて周りの人に訊いたところ、「宮崎松記氏から『私と共に薬を服用して死んでくれないか』との打診があった、と聞いている」という話がありました。

いずれにせよ、そうした苦難の時代を乗り越えて生きてきた生命が輝かないはずはありません。中山秋夫さんも確かに生きています。肉体を超えたところで確かに存在し、輝いて生きていらっしゃいます。

断種への　過去うずかせる　葱坊主　（秋夫）

私たちが「断種」と言っているのは、それが優生手術とは根本的に異なるからです。優生手術の場合は、状況が変わったり必要に応じて元に戻すことは可能ですが、ハンセン病の場合の断種は、精管の一部を切り取ってしまう手術になるため復元が不可能なのです。

結婚し、妊娠を知った女性は夫の断種と自分の堕胎とで苦悩しました。煩悩する中、受診することを躊躇して、そうこうしているうちに時間だけが経ち、七ヶ月、八ヶ月になって堕胎させられた人もいます。このような哀しみを知って、結婚を思いとどまった人もいたのです。

断種を行った後に一度諦めた社会復帰を果たした人たちがいますが、彼らは現在どのような生活をしているのか案じずにいられません。

堕胎された子ども達に対して、どう詫びてもいくら詫びても罪の意識が消えることがなく、むしろ増すばかりです。

厚生省は帝国憲法は訴訟の対象としないと言っていますが、法が存在しないとされている中で、堕胎及び断種という人権侵害が公然と行われたという事実と、その侵害を受けた者、いわゆる生き証人は現在も生きているのです。

このほどドイツではナチスがユダヤ人に対して行った強制連行、強制労働などに対して、未払いとなっている賃金を企業が支払うことが決まったそうです。日本でもハンセン病患者に対する損失補償と人権侵害に対する補償もなされて然るべきなのではないでしょうか。それが先進国と称される国の姿勢ではないのかと思います。

かくれんぼ　鬼の捜しに　来ない島　（秋夫）

ハンセン病の強制収容は様々な方法で行われました。ここでは最近の聞き取りで明らかになった違法な事例を二つ紹介します。

昭和三十一年のローマ会議において、ハンセン病に対して特別な法律を作ってはならないと決議されました。

昭和三十三年、ある県の担当官と当該市町村の衛生課員四、五名が、毎週、ある患者の家に恵楓園への入所を勧めにやって来ました。多い時には週に二回も来て「ここまで言っても恵楓園に行かないのであれば警察に言います」と嚇したそうです。とうとう、いたたまれなくなって子どもを家に残して入所しました。ところが、園で「今時、何故来たのですか？　今は社会復帰者がどんどん出ているんですよ」と入所者から言われたそうです。そして、この人は未だ一度も菌の検査もされてはいないのです。

もう一人も同様に家にやって来た県の担当官と衛生課員が、「川向こうの○○さん知っているでしょう？　その人は恵楓園で楽しく療養しています。あなたもどうぞ行ってください」と言ったそうです。秘密保持はどうなったのか？　収容のためには様々なあくどい手も使い、嘘を並べ、強制収容へと追い込んでいったのです。この人も菌は一度も検出されていないのです。鬼が捜しに来ないのは、療養所以外にはどこにもないのです。

韓国の　君を葬る　日本名

日本名をHと名乗っていた在日二世のマーちゃんの両親は、名古屋に住んでいたようです。神経痛のもたらす深刻な後遺症に苦しんでいた彼でしたが、神経痛の痛みが少ない時には、よく本を読んでいました。

私が整形病棟に入院した時に彼と同室になりました。当時、激痛に見舞われていた彼は強い

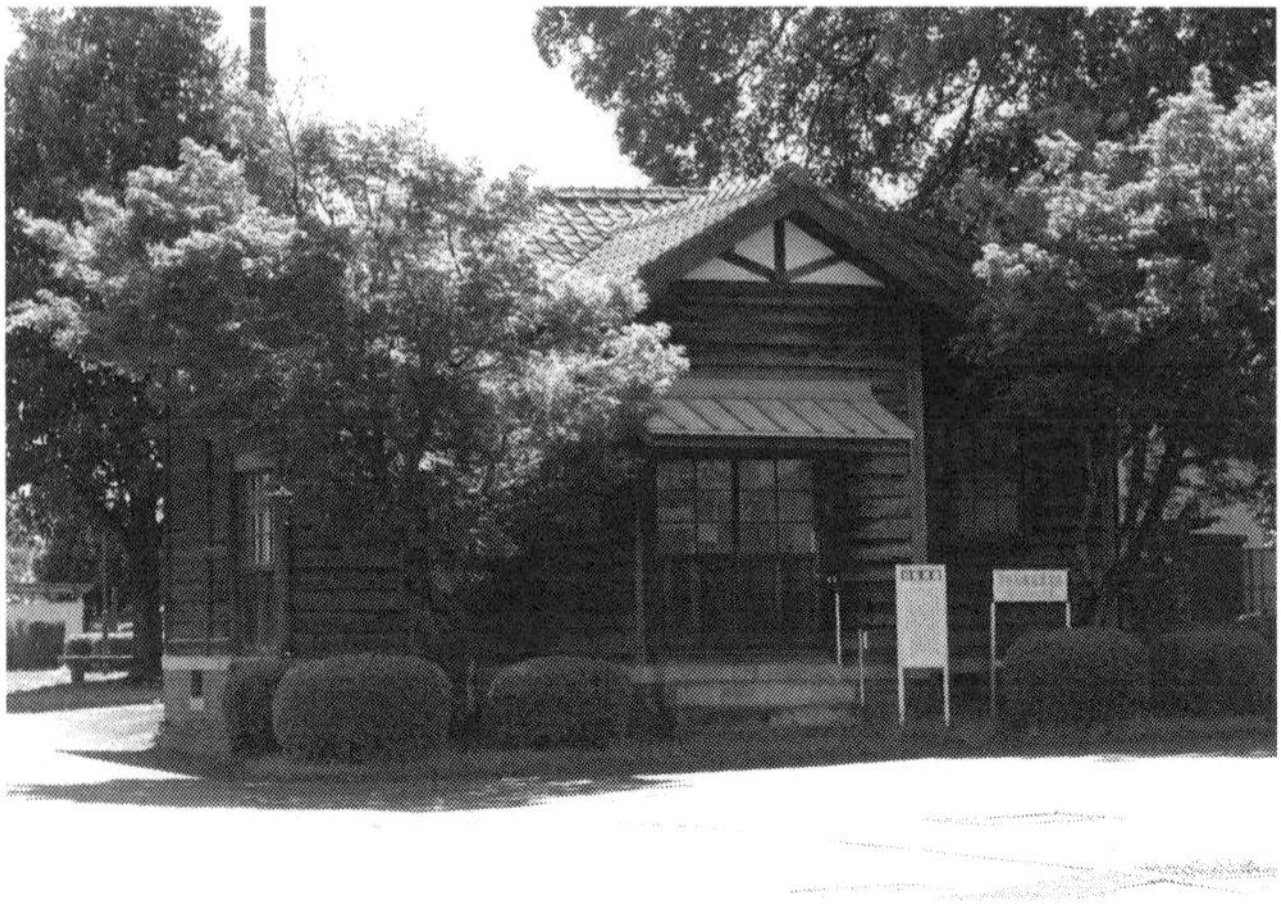

監禁室。逃亡を図ったり、療養所の管理規定に反すると入れられた。

薬を使っていて、その影響からか朝食も昼食も抜いて、昼間は頭からすっぽりと布団を被っていました。そして、夜の八時三十分にステロイド、内服薬、そして医療用麻薬を注射した後、すっかり冷めた夕食を静かに食べていました。

人の痛みは何年でも我慢出来るという通りで、そういう痛みを耐えてきている入所者から「中毒症状だ」と見られていることにも彼は苦しんでいました。

そして或る夜、「志村君、祖国を持たない者の寂しさがわかるか?」と話しかけてきて、私は十六歳で入所しましたが、それは祖国を持たないという寂しさとは異質ですし、またいい加減な返事も出来ず「分かるはずがない」と答えたのでした。それを言うのが精一杯でした。彼からは「寂しいぞ」と強い感情の込もった言葉が返ってきたのでした。

そして彼が「死ぬにはどうすれば良いと思うか？」と私に尋ねた翌々日の早朝、首を吊って自殺しました。彼がそこまで思い詰めているとは思いませんでしたし、数日前に交わした会話もいつものジョークだと私は受け止めていました。その死を知って体の震えが止まりませんでした。霜が真っ白に降りた初冬のことでした。

在日の人々の寂しさ、哀しみが如何ほどのものかを思い知らされた四十年前の出来事が、この句「韓国の　君を葬る　日本名」を読むと昨日のことのように鮮明に蘇るのです。

泥舟へ　乗せられてから　聞かされる

入所手続きを患者係という所でした私は、「国立療養所」と冠してあるので医師や治療について心配のないところだと思っていました。園内の施設は患者と職員とに区分されていて、療養所とは名ばかりの収容施設でしかありませんでした。当時、一部屋三十六畳に定員十八名で、元気な人は当然のように、障害のある若者も何かしらの職や役目を担っていました。

園内の最大の建物は礼拝堂で、哀しいことに園内に火葬場もあり、火葬の際は自治会役員の手で焼かれることになっていました。

塀の外へ一歩でも出ようものなら巡視に捕まり、最初は始末書で済みますが、度重なると監禁室が口を開けて待っていましたし、先述したように、巡視の中には元警察官や元憲兵、患者係には陸軍中野学校（中野スパイ学校）出身の人もいました。こういう点からも、国立療養所はまさに「国立収容所」のようなものでした。

大きな罪として「患者が治療を受けなくても、園当局は何も言わない」という療養所とは到底いえないスタンスや、医学者が「ハンセン病は治らない」とし、更に国が後押しするようにらい予防法を作り「軽快すれど治らない」としたことです。

私たち患者の立場に立ってみると家庭内感染は確かにありましたが、そこでの感染経路は不明なものが多いという事実を踏まえて、この病気が人から人への感染が確実なものであるのかということを、彼ら医学者は証明する必要があったのではないでしょうか。未だに人工培養も確立されず、伝染性の感染症なのか、常在菌の人体への侵入によって感染・発症のプロセスを辿るのか、いくつもの未確定要素のある中での強制隔離は法治国家の成すべき所業ではありません。ましてや断種堕胎に至っては論外だといえるのです。

光田健輔は、よく顕微鏡を覗いていたと聞いたのですが、そこに何を見ていたのか？　やっていたことは、「治療のための研究ではなく、研究のための研究ではなかったのか？」と問うてみたいものです。

荼毘《だび》の煙　偽名のままの　自己主張　（秋夫）

私の原告番号は十三番です。弁護団と裁判の間に「志村康」は存在しません。本当は本名で原告に名を連ねたいのですが、家族に迷惑をかけないためには十三番という原告も変な感じはしますが、それは仕方のないことなのです。

私たちは法の廃止によって、「元患者」となりました。しかし、「元患者」とは一般社会の子どもと何ら変わらないのに「未感染児童」と差別を受けた龍田寮問題の児童たちと同様で、「元患者」というのは「未だ社会人と認めない」ということの証ではないでしょうか。本来、病気が治ったならば社会で生活するのが当然のことであるように、それが予防法廃止後の本当の姿でなければならないと思うのです。

問題を金銭で解決しようとすることは最も安易な策ではないでしょうか。せめて、荼毘に付され骨になった後は、生前に本人が希望していた場所に帰ることが出来るように国は全力を傾けなければならないと思うのです。

中山秋夫さん、その日が訪れるまで精一杯生き抜いてください。

第一章あとがき　――生死の境から　山下峰幸――

「いま会っておかねば」と思い立たせ、熊本にまで足を運んだのは、志村さんの奥さんから届いた一枚の葉書であった。

「主人、康は三月三日に国立熊本病院に転院し、手術を受けて九死に一生、やっと今日で一週間」（一九九七年三月）。

その頃私の周辺では、親しかった人の死が相次いでいた。それに「長島」を再訪するようになって以降の、この二十年近くの歳月には、出会った人たちが次々に亡くなっていた。だから「九死に一生」という言葉が飛び込んできた時、生とは逆に、志村さんもかと、当然その死が迫って、やりきれなく、一度も会うこともないまま別れるわけにはいかぬ、との思いに駆られていた。

その後、志村さんは徐々に回復に向かい、一安心。その年の七月二十日、二十一日、まだ入院中の志村さんを見舞うため、初めて菊池恵楓園を訪れたのである。

もちろんその時は今のように元気になられ、後に国を相手に訴訟を起こすことになるなどとは夢想もしなかった。

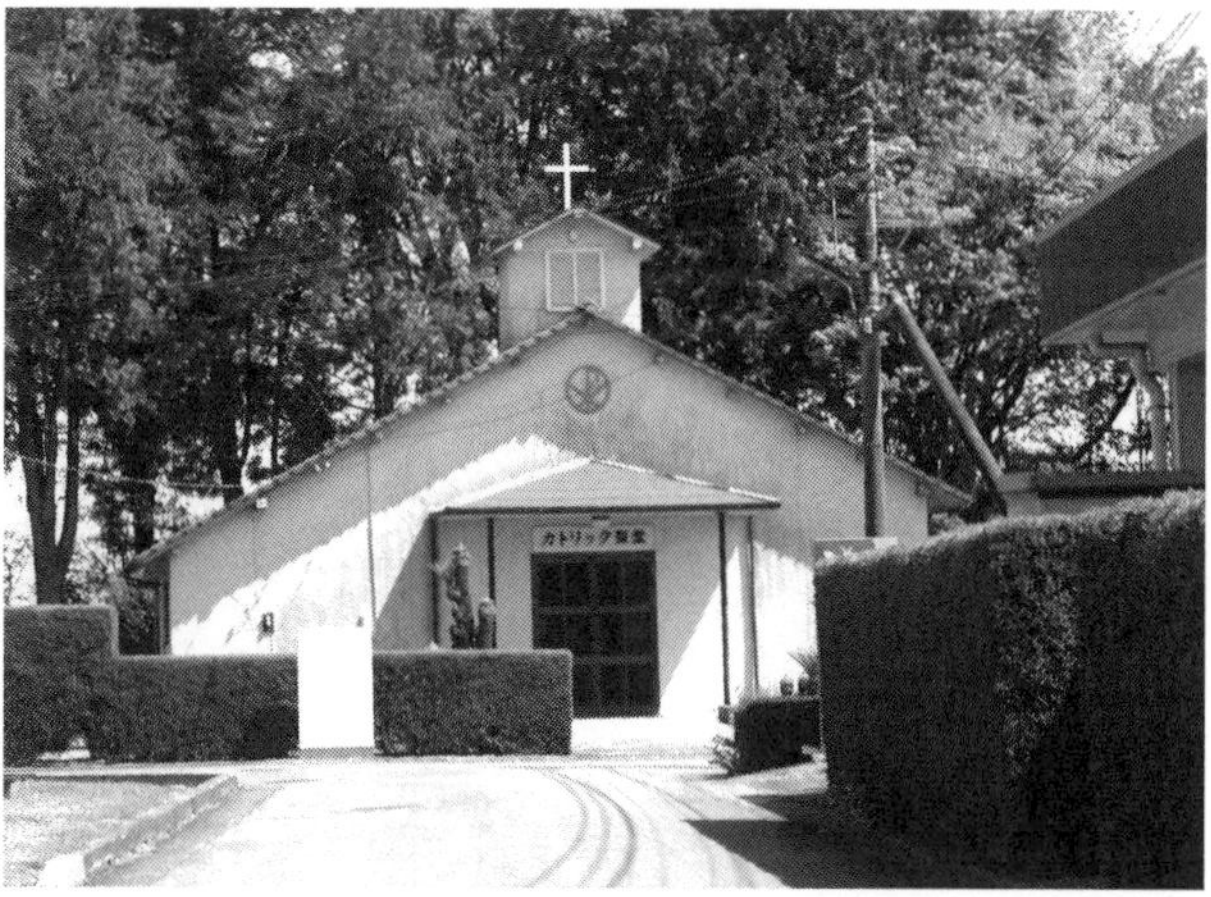

全国の国立療養所には様々な宗教施設がある。現在は、入所者減少で維持が難しくなっている。

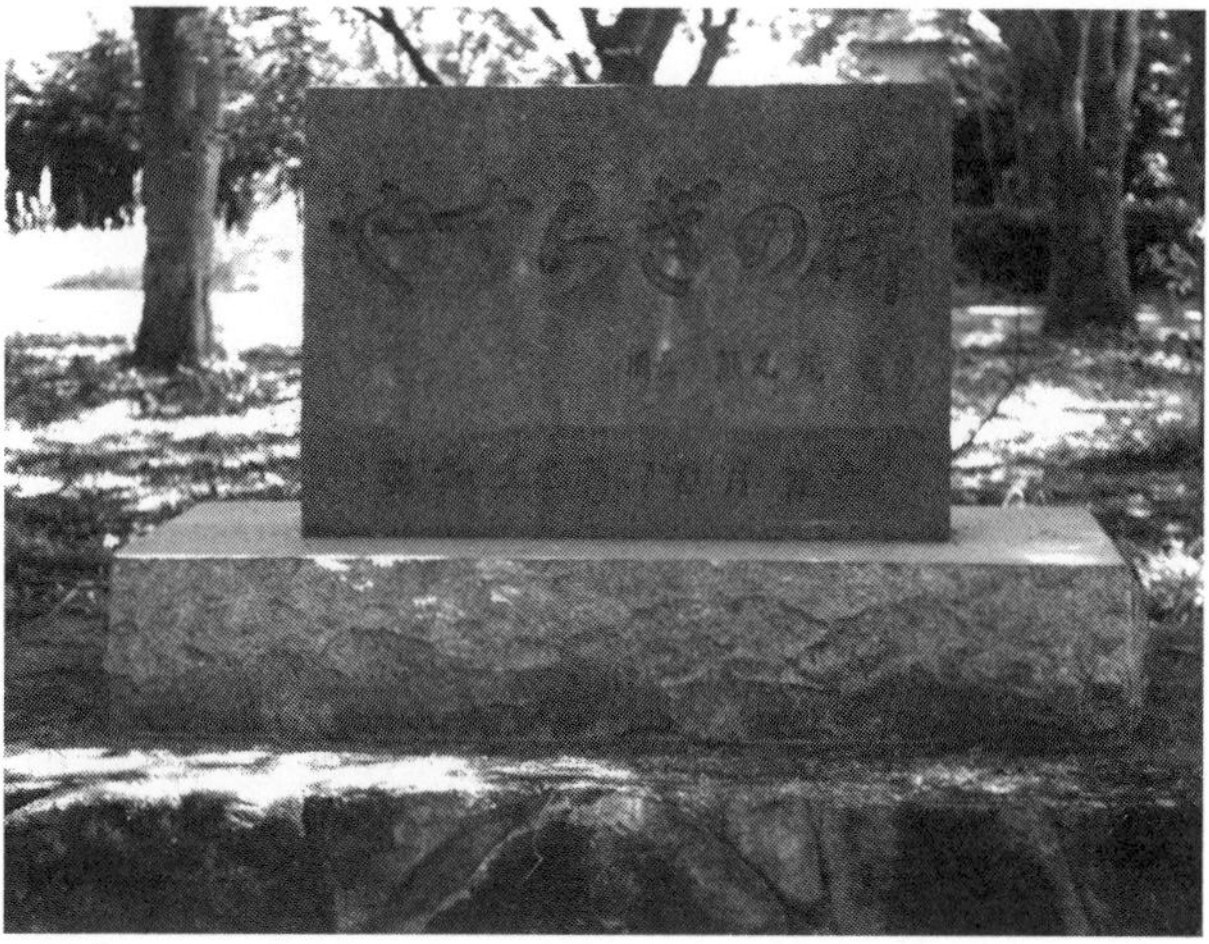

火葬は入所者の患者作業とされていた。今は一般の公共火葬場を使用する。

私が初めて志村さんの名前を印象深く覚えたのは『菊池野』に載った「殯邑（もがりむら）」と題された文章を通してだった。いや、より正確には「殯邑」というタイトルそのものにあった。それは死者を葬るまでの間、遺体を安置しておくための仮の宮殿であった古代の「殯の宮」を基にした志村さんの造語であったが、今、自分たちが生きて在るその所を、もはや「殯邑」と呼ぶしかないとする志村さんの心情の痛切さは、この一語によく表されていると思う。一文はこのようにして始まっていた。

一昨年の台風十七号・十九号は空前の被害をもたらした。私の居住棟の北側には樹齢百三十年ともいう桧の美林があったが、それが夕方からの強風で根こそぎなぎ倒され、あるものは幹をへし折られて、世紀末もかくや？　と思わせる光景を残していた。しばらくの間をおいて整理が進み、そこに出現したのは異様としか言いようのない世界が目に映った。

前方左から、屋根瓦を吹き飛ばされた礼拝堂、カトリック教会、法華堂、仏立宗講堂、僅かに残された東端の桧の根元には「やすらぎの碑」があり、桧の間からは、キリスト教会堂が垣間見えた。

「やすらぎの碑」は以前火葬場が在った跡である。それら宗教施設の北側には、黒ずんだコンクリートの厚い壁が東西に延々と延びており、療養所ではなく、それは「殯邑」の心象風景

として私には見えた。（『菊池野』一九九三年九号）

それから六年、今では全国のハンセン病療養所入所者の平均年齢は七十四歳、「殯邑」の様相をいよいよ濃くしてきている。通夜、出棺の度に、誰もが心の内に、次は、と思う終末の療養所がそこにある。邑久光明園の中山秋夫さんの句に、

全景に　火葬場のある　島の園

があるが、そうした終生絶対隔離の「収容所」を作り、存在させ続けてきたことに、国が犯した過ちの根本があった。（その中山さんは三月二十九日、原告の一人となった。）

再び志村さんに会いに中山さんと一緒に菊池恵楓園を訪れたのは、志村さんたちが熊本地裁に、歴史上初めて国を相手取り起こした「らい予防法違憲国家賠償請求訴訟」の訴状提出の七月三十一日から一月ほど経った八月の終わりであった。

今回は志村さんからその生涯を「聞き取り」させてもらおうと、私は心密かに決めていた。裁判に関係して志村さんから届く手紙や新聞等を通して伝わってくる志村さんの肉声の断片、そこには、間違いなく困難な状況にあっても我が身を晒し突破していく者のみが手にする言葉があった。

「訴状は実に重かった。既に亡くなった人たちの無念さがこもっていた。」

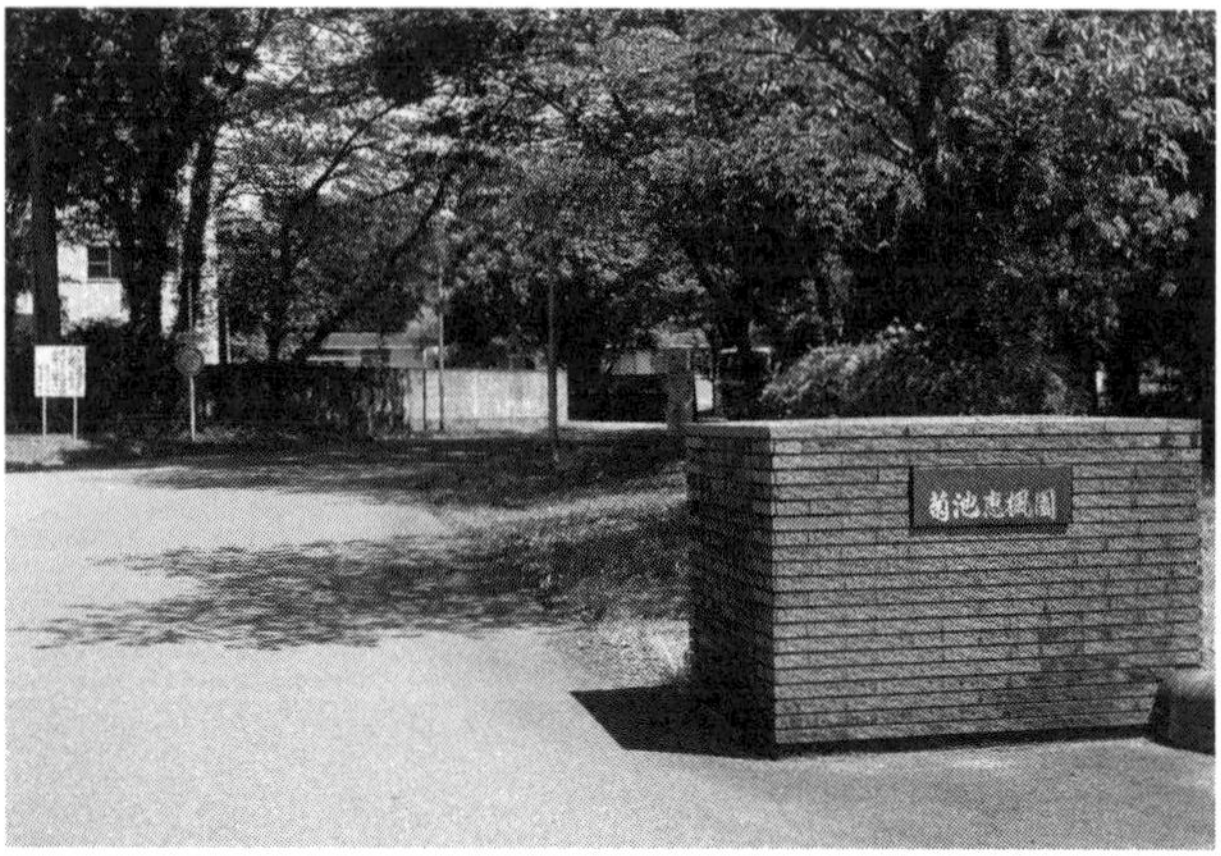

菊池恵楓園正門

「今度の訴訟は、無念の思いで亡くなった仲間の弔い合戦でもある。」

「残された人生をこの闘いに燃焼させたい。」

十一月六日に開かれた第一回口頭弁論において、志村さんは顔を真っ直ぐ上げ陳述した。

「裁判長、私の子どもを国から取り戻してください。」

「カバンの中の位牌と共に私はここに立って居ます。」

私は、今、これらの胸をうつ言葉の断片として噴出し始めた志村さんの遺恨の歴史を聞きたいと思った。聞くことで、私はこの裁判に参入しようと思った。志村さんの生き来し方についての解説は不要であろう。この聞き書きを読んでもらえばわかる。

一つだけ書くとしたら、志村さんは二つの世界の境界を生きてきた人ということであろうか。「ハンセン病療養所」と「社会」、コンクリートの高い塀で厳重に隔てられたこの二つの世界のいずれにおいても、壁を壊そうと抵抗し、枕することなく生き走り抜いてきた人である。

おとなしすぎると通知表に書かれ続けた少年が「レプラ！」の衝撃と運命の過酷に絶望、沈潜、やがて「らい予防法」闘争に屈起、以後今日に至る五十年近い時を貫いて彫り刻んできた闘いの軌跡は、鮮明である。

その涯で、あの世に往きかけ、そこから生還しての今、志村さんの最期の「この野郎！」が、渾身の力を込めて、国を相手になされ始めたのである。いわばそれは生死二つの世界の境界に立っての、幾多の生者・死者の無念を背にした志村さんの「弔い合戦」なのである。

闘いはまだ始まったばかりである。歴史的な判決が下されるその日まで、「療養所」と「社会」、「死」と「生」の、それら二つの境界に立ち訴え続けられることを願うばかりである。

（一九九九年四月六日）

第一章について

北岡秀郎

第一章は、ハンセン病違憲国賠訴訟が、入所者十三人によって熊本地裁に提訴された一九九八年七月三十一日の翌月八月下旬に、山下峰幸氏が志村康に聞き取りしたものがベースになっている。

筆者は山下峰幸氏であるが、公判の提訴から四ヶ月後に開かれた第一回口頭弁論期日における原告意見陳述の場面などは、志村康自ら書き足したものである。

いずれにしても、違憲国賠訴訟が動き出した時期に書かれたものであり、二十年を経た現在、療養所の実態は様変わりしているが、あえてそのまま収録した。何故ならば基本的な社会的状況は、それほど劇的な変化をしてはいないと思うからである。

公の立場に立ち続けた志村康だが、自らの生い立ち等について述べたものは意外に少ない。これは山下峰幸氏の労作による貴重な記録である。

後付けで「菊池事件」の被告Fさんの陳述書も付されているが、志村康が最も精力を傾けてきた事件であり補章に収録した。ただし固有名詞について冤罪事件を取り扱う日弁連の基準により仮名とした。

第二章

殯邑（もがりむら）

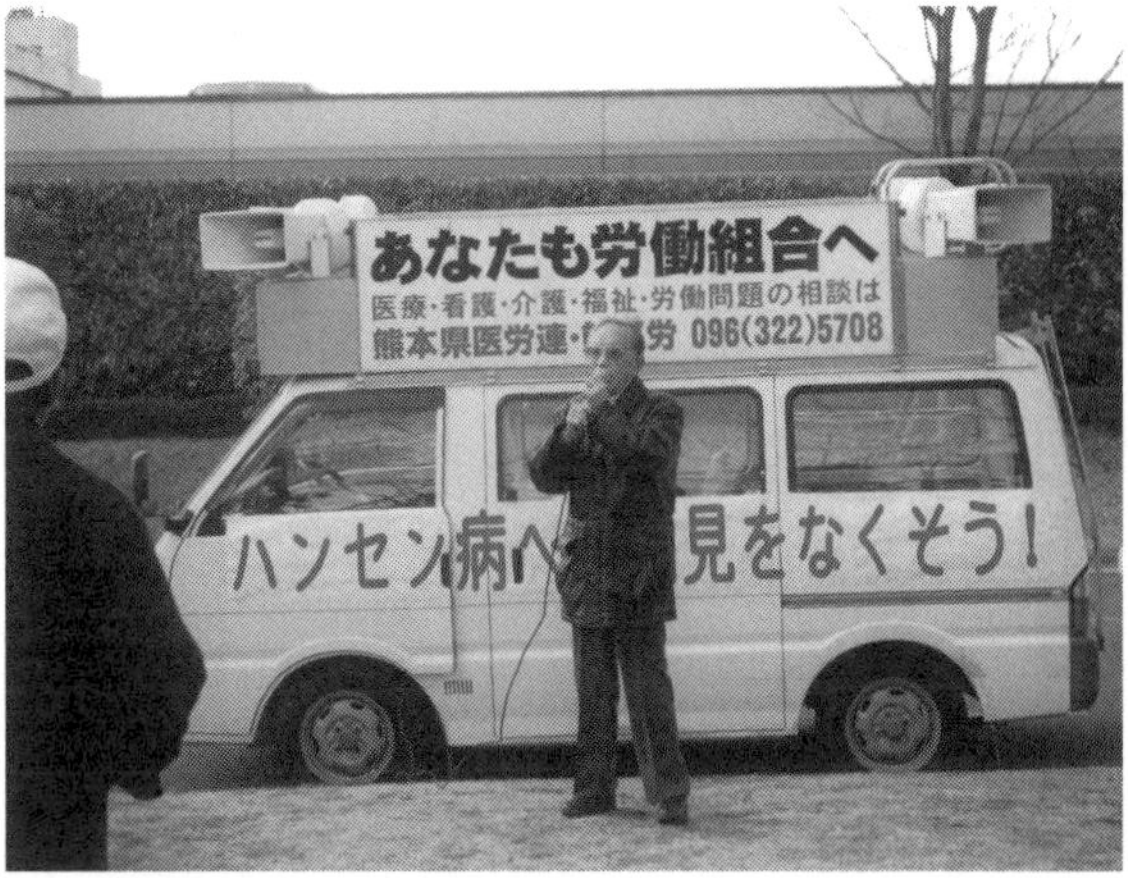
あなたも労働組合へ
医療・看護・介護・福祉・労働問題の相談は
096(322)5708
ハンセン病へ
見をなくそう！

県内市町村議会へ「人権回復決議」の採択を求めるキャラバン隊の出発式で訴える著者。

一昨年の台風十七号、十九号は空前の被害をもたらしました。私の居住棟の北側には樹齢百三十年ともいう桧の美林がありましたが、それが夕方からの強風で根こそぎなぎ倒され、あるものは幹をへし折られて、世紀末もかくや？　と思わせる光景を残していました。しばらくの時をおいて整理が進み、そこに出現したのは異様としか言いようのない世界が眼に映りました。

前方左から、屋根瓦を吹き飛ばされた礼拝堂、納骨堂、カトリック教会、法華堂、仏立宗講堂、僅かに残された東端の桧の根元には「やすらぎの碑」があり、桧の間からは、キリスト教会が垣間見えました。

「やすらぎの碑」は、以前火葬場があった跡です。それ等宗教施設の北側には、黒ずんだコンクリートの厚い壁が東西に延々と延びており、療養所ではなく、これは「殯邑《もがりむら》」の心象風景として私には見えました。

昨年までと変わらぬ自分がいるにもかかわらず、その自分が見ている風景は昨日までと打って変わった見知らぬ世界として眼の奥に飛び込んできました。この世のものとは思えない光景は、まさに「殯邑《もがりむら》」の出現として受け止められたのでした。

私は、もう一つのこの世ともいうべき隔離された空間に生き、多くの仲間を見送り、自分の番は次なのか、次の次なのかなどと、決してそう遠くない時期に見送られる側に立とうとしています。

(一) 思い出

私が、旧制の中学二年生の時、生物の授業で伝染病について学ぶ時間がありました。伝染病の種類について問うた教師に、級友たちが「ペスト」「コレラ」と答えていく中で「レプラ」に対しては、教師が次のような説明を加えました。「この病気の患者は、瀬戸内海の小島に隔離され、男性は断種させられる」と。断種という言葉に教室はざわつき、私は「遺伝病で恐ろしい病気があるものだ」と級友たちと同じような感想を持っていました。

そして、その頃の私は、自身が「レプラ」即ちハンセン病だと知りませんでした。

今年の冬はインフルエンザが大流行の年でもあってか、多くの療友が逝ってしまいました。以前、私が外科病棟入院中、同室であった友人を通夜で見かけましたが、次の棺にその友人が納まって昇天してしまったのには、計り知れないショックを受けました。

全患協の平均年齢は六十八歳。誰もが次の次は自分の番だと、出棺の度に自覚させられます。希望を持ち得るのは次ではなく、次の次が自分の番だと決められることではないだろうか。

亡くなった友の話では、小学生の時に発病し、それが知れると学校にも行けず、たまに同級生等と道で会うと石を投げられ悔しい思いをしたと話してくれました。

戦時中はなぜ在宅患者として家に残っていたのであろうか。そのことを尋ねたところ、当時は年間一〇〇名以上の死亡者が出ており、一部では弱った患者は注射で殺されるとか、一度入園すれば死ぬまで出ることはできないといった風評に、親たちはどうせ死ぬのであれば一日でも家にとどめて置きたい。それが親子の情愛であり、当時の警察や予防課としても敗戦へと近づく中では強制収容どころではなかったでしょう。

日本が太平洋戦争に突き進んで行った年には日本の敵国であった米国のカーヴィル療養所では、治らい薬としてプロミンが研究使用されていました。

プロミンによる治療効果が学会に発表された昭和十九年、日本では「虹波」の人体実験が行われ、多くの入園者が病状を悪化させて死に至りました。そのころの恵楓園を、「鴉《からす》の鳴かない日はあっても、桧の森に煙の立たない日はない」と地元の人たちは言っていました。

それにしても、いま眼の前にある光景は異様であり異常である。療養所の中に宗教の建物が立ち並ぶのは良しとしても、納骨堂が在る不思議さは何故なのか。そのことについて筆を進めてみたい。

明治四（一八七一）年、アルマウェル・ハンゼン（ノルウェー）が病原菌を発見、一八七三年学会に発表した。今年は百二十二年目である。当時の我が国の医学はどの程度のものであったのであろうか。

明治十六（一八八三）年、医師免許、医師試験規則制定がなされたにすぎず、ハンセン病に対する医学的知識はなかったのである。明治二十一（一八八八）年、岡村平兵衛が大風子油を製造、治らい薬として、以後六十年間に亘り、プロミン出現まで使用されてきた。

光田健輔氏が淋巴腺《リンパせん》中に、らい菌と結核菌との合併像を発見したとされるのが、明治三十（一八九七）年のことである。翌三十一年、東京市養育院に氏は奉職、三十二年には養育院内に回春病室を設置し、ハンセン病患者を隔離した。

明治三十五年、東京市に対して隔離病舎の新設を要求、らい患者取締りに関する建議案が出されている。

明治四十（一九〇七）年三月十八日、法律第十一号「ライ予防ニ関スル件」が規定され、明治四十二（一九〇九）年施行された。療養所の中に納骨堂が存在する理由の大半はこの法律が原点である。

旧予防法は当初放浪患者を施設に収容することを目的としていた。それが数次に及ぶ改正によって、隔離撲滅政策へと変化していった。

当時の社会は、ハンセン病に対して嫌悪、恐怖、偏見によって、患者への迫害にまで及んでいたが、法定伝染病ではなく独立立法とされたため、それ等を助長し、固定化させてしまった。

一、旧法　ライ予防ニ関スル件

第二条　ライ患者アル家又ハライ病毒ニ汚染シタル家ニ於テハ医師又ハ当該吏員ノ指示ニ従ヒ消毒其ノ他予防ヲ行ウヘシ

それまでは、患者の多くは人知れず救護施設や放浪の旅に出ることによって、家族を世の迫害から守ってきた。「消毒其ノ他予防ヲ行フヘシ」――この十二文字のために数々の悲劇を生み、受難が始まる。

第三条　ライ患者ニシテ療養ノ途ヲ有セズ且救護者ナキモノハ行政官庁ニ於テ命令ノ定ムル所ニ従ヒ療養所ニ入ラシメ之ヲ救護スヘシ

放浪患者を救護するためである。それ等の人は、出生地も本名も名乗らず収容された。

二、旧法第一次「改正」大正五（一九一六）年三月一〇日 法律第二一号

第四条２　療養所ノ長ハ命令ノ定ムル処ニ依リ被救護者ニ対シテ必要ナル懲戒又ハ検束ヲ加フルコトヲ得

いわゆる懲戒検束条項が、早くも規定される。恵楓園の前身、九州療養所時代の大正五（一

九一六）年三月には「監禁室」が設置され、九月には、「熊本県令、第九〇八五号『懲戒検束施行規則』」が定められた。

この規定は昭和六（一九三一）年「国立ライ療養所患者懲戒検束規定」に大改悪される。

三、旧法第二次「改正」昭和四（一九二九）年三月二十七日 法律第一〇号

以下〈続「ライ予防法」を問う〉より、「らい刑務所と予防法」・室伏修司氏によれば、「らい患者の救護費の扶養義務者の負担範囲の縮小と、同年十一月内務省令第三九〇号で予防法施行規則を「改正」、「直接入所ヲ申出テタルモノアルトキハ特ニ必要ト認ムル場合ニ限リ（略）之ヲ直チニ収容スルコトヲ得」として収容を容易にした。」（以上室伏）。

ここで明らかなように、旧法は収容によらず直接入所を「申出テタルモノ」も必要と認めた時は、療養所に入れることが出来るとしている。強制も勧奨も法は意図していなかったのである。

しかし、二年後の昭和六年には、懲戒検束規定という超法規的な規定が、施設の長に与えられることになる。裁判によらず患者に対して懲罰を科すという、とんでもない規定である。この規定は所長自身が法になることであり、なぜそれが許されたのであろうか。

それこそ偏見による差別に他ならない。

四、国立ライ療養所患者懲戒検束規定 昭和六（一九三一）年一月三十日内務大臣許可交付

第一条（略）

一、譴責　叱責ヲ加ヘ誡意改悛ヲ誓ハシム

二、謹慎　三十日以内指定ノ室ニ静居セシメ一般患者トノ交通ヲ禁止ズ

三、減食　七日以内主食及副食ニ付常食量二分ノ一マデ減給スル

四、監禁　三十日以内監禁室ニ監禁ス

五、謹慎及減食　第二号及第三号ヲ併科ス

六、監禁及減食　第三号及第四号ヲ併科ス

監禁ハ前項第四号ノ規定ニ拘ラズ特ニ必要ト認ムルトキハ其ノ期間ヲ二箇月マデ延長スルコトヲ得（以下略）

この懲戒検束規定は悪名高き「網走刑務所」がモデルである。懲戒検束規定は患者に対して執られた、非人道的な法であった。所長は自ら法になったと書いたが、検束するのも、罰するのも所長であり、一行政官吏が警察権と司法権を手にしたのである。

二号の指定の室が、実際には牢そのものであり、留置場であった。

無断外出、職員の命令に対する不服従、懲戒又は検束に対する妨害は、特に減食という併科

を処したのである。

或る人の話を聞くことが出来た。母親の死亡を知り、手間のかかる手続きをとらず家に帰り、母親の葬儀を終えて帰園したら、早速監禁、減食が併科された。食事は一日三回、オニギリ一個、タクアン三切れの支給であった。

当時は現在のような社会保障制度もなく、農繁期には無断外泊者も多かった。戦後もそれは続いていたが、新憲法の下では徐々に監禁は執行されなくなっていった。

私は入所後間もなく、急性結節で病棟へ入室した。隣のベッドにUさんがいた。夜中看護婦の最後の巡回が終わると、鯖や鰯の缶詰を開け醤油をかけて食べていた。その人は減塩食を摂っていたが、戦時中農繁期の無断外出で監禁と減食が併科され、視力が衰えた。そして職員に対して食事の度に激しく改善を要求した。それが命令違反に問われて監禁が長くなり、出た時には失明に近い状態であったという。この人は間もなくこの世を去った。異常に大きな腹をしていた。

五、旧法第三次「改正」昭和六（一九三一）年四月一日法律第五八号
行政官庁ハライ予防上必要ト認ムルトキハ命令ノ定ムル処ニ従ヒライ患者ニシテ病菌伝播ノ恐レアルモノヲ国立療養所ニ入所セシムヘシ

この改正によって、患者と家族は悲惨な目に遭うことになる。第一に「消毒」があり、「強制収容」が容易になり、所長に与えられた懲戒検束権と監禁という名の牢が完成したことで、国民の中に恐怖心を抱かせる結果となり、差別と偏見が社会に定着した。昭和九年には菊池恵楓園に宮崎松記氏を迎え、光田健輔氏と相俟って、絶対隔離主義が完成されるのである。

昭和十三（一九三八）年十二月、熊本刑務支所が熊本刑務所の受刑者によって、桧山の中に建設された。何故か現在は塀は取り除かれているが、今でも調理場の南側に赤レンガの基礎の上に監禁棟が残されている。この監禁棟の南の方に留置場が灌木の中に建っていた。

予防法闘争以後外出禁止も緩やかになった或る日、菊池事件もあって行ってみた。灌木をかき分けて行くと、時代劇さながらの留置場がそこに在った。

桧山の中に四角い空が見えた。一日に何時間陽が射したであろうか？　容疑者とは言っても病者である。人目がつかぬよう灌木《かんぼく》の中にである。ゾッとして早々に立ち去ったが、その時から私は現行予防法改正の必要性を強く感じていた。医療刑務支所が出来て後、二度目に行った時には基礎を残して建物は無くなっていた。

現行予防法と、三園長の参議院に於ける証言との関連を次回から取り上げたいと思う。予防法の改正は今をおいてはなく、残された時間はあまりにも短くなった。

（二）三園長証言

昭和二十六（一九五一）年、参議院厚生委員会において、多磨全生園園長林芳信、長島愛生園園長光田健輔、菊池恵楓園園長宮崎松記、以上三園長の委員会発言は、現行らい予防法の骨格となっており、それは証言としての重みのあるものであり、以後らい予防法改正に対する三園長証言と記したい。

今冷静に三園長証言を読み、その内容には驚きと新たな発見があった。証言から四十二年、現在のハンセン病医学と三園長証言の根本的な違いは、ハンセン病患者の人権に対する考え方と科学的立場の決定的な相違である。

彼等に共通しているのは、絶対隔離が最大の予防であるとした点である。敢えていうならば、観念的絶対隔離撲滅主義者であったといって良い。

現行予防法の制定は、昭和二十八（一九五三）年八月十五日、そして国際らい会議（ローマ会議）決議は、一九五六年四月と僅かに三年後のことである。そのローマ会議に出席した日本代表は次の三氏である。

藤楓協会理事　浜野規矩雄
多磨全生園園長　林　芳信
大島青松園園長　野島泰治

ローマ会議決議は次のようになっている。

一、（a）らいに感染した患者には、どのような特別規則をも認めず、結核など他の伝染病の患者と同様に取り扱われること。従ってすべての差別法は廃止すべきである。

（b）らいが問題となっている国においては、公衆にらいの真の性質を理解させ、この病気に結びついている偏見及び迷信を除去する如き啓蒙手段を、注意深く講ずること。

以下略

第十二回国会・参議院厚生委員会・第十号全文より

――（略）本日の会議に付した件　（社会保障制度に関する調査の件）（らいに関する件）（保健経済に関する件）（看護に関する件）

委員長（梅津錦一君）

――これから委員会を開きます。本日は社会保障制度に関する調査中、特に小委員会を設けまして、目下研究中のらいに関する件を案件に致します。――中略――参議院厚生委員会におきましては、特に小委員会を設けて、らいの問題の調査に当たって参りましたが、本日はこの方面の権威者の方々にお集まり頂いて、いろいろと懇談的にご意見を伺いたいと存じます。（中略）

この年昭和二十六年は、「プロミン第一号」社会復帰者を送り出した年である。当時は、自治会でも世界各国の予防法を入手し、不治の病から治る病へと変化した中で、旧予防法の改正の必要性、中でも懲戒検束規定の廃止、保護法を求めていた。

一千床拡張工事がこの年に完了、強制収容が本格化した年でもある。


（梅津委員長）

——（略）らい予防法も時代に即応致しまして、改正、改善等の必要を考えておるのでありますが、これらの問題は極めて多角的問題でありますから、どうぞ皆様からそれぞれ御関心の点についてお話を頂きたいのでございます。（後略）

委員長は、旧予防法を「改正、改善等の必要」ありと発言している。

三園長証言が十一月、それ以前の五月、第一回全らい患協書面会議でらい患者保護法の制定が採択されている。現在、全患協は予防法の「改正」を要求している。第一回書面会議で採択された「保護法制定」では何故いけないのであろうか。私は三十年近く社会復帰していたためか、その間の事情を飲み込めないでいる。

参考人（林芳信君）
——（略）在宅患者を療養所に誘致するということには相当の困難が伴いますので、これにつきましては在宅患者に十分らいそのものの知識、また療養所の現在の状態、それらのことを十分認識せしめて、即ち啓蒙運動が非常に必要であります。（後略）

誰もが在宅患者を希《こいねが》ったのではない。家長の発病の場合、早速わが家の経済が立ち行かなくなる。生活保護にしても、当時は受給者が村中に知れ渡り、その結果ハンセン病患者であることを公表することにもなりかねなかった。

当時、医師不足は慢性的であったし、今でこそ外出も自由になったが、当時はひどいものであった。在宅患者としてなんら治療を受けられなかったことの方が問題であった。

第一に、家庭の経済の確保、秘密保護の担保について検討されていなければならなかった。それに消毒である。白昼堂々と予防衣を着用しての消毒は、これまた生活保護と同様、ハンセン病を地域住民に対して告知する行為であり、そのこと恐れて在宅せざるを得なかった者もある。

戦後間もない頃、町内に天然痘の患者が出た。その時の物々しい消毒は、今思ってもゾッとする。ハンセン病の場合、各県によってその対策には濃淡があったようであるが、見せしめとしての消毒を白昼堂々と実施した県もある。

私の友人は、入所後に消毒が行われ、生業を失して新天地へ移転、新たな職種へ転換を余儀なくされたのである。

消毒については、家族に指示して人知れず実施すれば良かったではないか。三園長証言は、一言もこのことについては発言していない。「隔離収容ありき」から出発したわが国のハンセン病対策が、患者と家族の犠牲の上に成り立つものであったことが説明できる。

私の場合、九州大学で診断、翌日身の回りの物を取り揃え、翌々日早朝人知れず家を出た。林参考人の言う「……即ち啓蒙運動が必要である……」は、全患協がいう啓蒙とは正反対の、療養所へ入所させるためにする啓蒙である。〈ハンセン病は伝染します。一日も早く入所しなさい。入所すれば最高の医療が受けられます。治療すればよくなります〉ということである。

現在では、ハンセン病は社会の病理だというようになってきた。社会の偏見が差別を生み、今日に至ってもその本質は変わってはいない。参考人は「ローマ国際会議」にも出席した医者である。如何にわが国のハンセン病政策が、国際学会との間に乖離があったかが窺い知れる。

在宅患者として放置すべきでなく、治療を在宅のまま進め、入所できない障害を取り除く方策をとるべきではなかったか。隔離して収容すること、そのことが偏見を生み、差別の継続を来しているのである。

（林　芳信君）

――（略）予防は患者の収容が先決問題であると同時に（中略）、又一方現行らい予防法は、もう既に制定になりましてから四十四年経過しておりますし古いものでございますし、時世に適合するように適当に改正されることが至当であろうと考えます。（中略）只今もごく初期の患者がありますれば、殆ど全治にまで導くことができるような状態であります。（略）

ハンセン病の予防は収容が先決とは、旧法から一歩も出ていない。

予防は、早期発見、即治療にあるはずである。これもまた不思議なことであるが、三園長の証言に早期発見という言葉は一回も出て来ない。隔離収容すべき疾病であるとするならば、なぜ早期発見を言わないのか理解し難い。

当委員会委員長の挨拶の中に次のくだりがある。「――光田先生には全生涯をらい予防事業のため注がれ、多数の学術的研究をされ世界のらい研究の上に貢献するところが多く、その実が結ばれまして、今回文化勲章授与の栄誉を得られましたことは――後略」

予防法事業と多数の学術的研究の中にも、早期発見についての学術的な研究論文は含まれてはいないのであろうか。

隔離収容政策を執ってきたため、大学病院においてさえ治療ができなくなってしまった。そのため、開業医等による早期発見の機会が失われた。強いて言うならば、「ライ学会」なるものが、現在の社会の病理を存続せしめ、「殯邑《もがりむら》」を造り出したのである。

現在の入園者の多くが、開業医を「ハシゴ」して廻り、大学病院等でハンセン病の診断が下される。その間に悪化し療養所に辿り着いた時には、後遺症を残してしか全治しない。つまり手遅れになってしまうのである。
ＷＨＯは早くからＢＣＧ摂取の有効性を言っていた。異論を唱える学者もあるようではあるが、他に方法がないならば、結核予防の上からも、そのことを付加して然るべきではなかったか。

参考人（光田健輔君）
――（略）知事が伝染の危険ありと認めるところの者は療養所に収容することになっておるけれども、次第次第に……元は警察の権力の下にあったのでありますが、今は一つも経費がないと言ったらおかしいですが、主に保健所の職員に任せてあるようなのであります。これは以前より非常にこのために収容も難しいようになっております。この点について特に法律の改正というようなことも必要がありましょう。強権を発動させるということでなければ何年経っても同じことを繰り返すことになって……（略）

予防法闘争の焦点の一つが、「強権の発動」であった。
この証言から五年後、ローマ会議決議が出た。決議は次のようになっている。

一、（a）――（略）どのような特別規則をも認めず、結核など他の伝染病の患者と同様に取り扱われること、従ってすべての差別法は撤廃すべきである。

厚生省は全患協の要求を押し切って、入所規定を強化した。それは光田等が希望する、限りなく強権発動に近い灰色規定である。

旧法　第三次改正　昭和六年　法律第五十八号

——（略）国立療養所又ハ第四条ノ規定ニヨリ設置スル療養所ニ入所セシムヘシ

現行法　昭和二十八年八月十五日施行

第六条　——国立療養所に入所し又は入所させるよう勧奨することができる。

2項　都道府県知事は、前項の勧奨を受けた者がその勧奨に応じないときは、患者又はその保護者に対し、期限を定めて、国立療養所に入所し、又は入所させることができる。

3項　都道府県知事は、前項の命令を受けた者がその命令に従わないとき、又は公衆衛生上らい療養所に入所させることが必要と認める患者について、第2項の手続きをとるいとまがないときは、その患者を国立療養所に入所させることができる。

4項　（略）

これは強制収容法であり、旧予防法より格段に強化されている。厚生省は推奨であり強制ではないと言うが、それは拒否した場合の罰則規定がないことを言っているのである。しかし、法の運用という最強権の法がある。第3項の「手続きをとるいとまがないとき」とは、一体何を目的としているのであろうか？　そのことを理由に強制入所を目的としているのではなかろうか。

現行予防法第六条3項「――第2項の手続きをとるいとまがないとき」は、この規定がある限り、強制収容が可能であり、強制収容のために規定した条項であると書いたが、感染と発病は別問題である。

ローマ国際会議決議でいうように、結核と同様に取り扱うべきであったし、現在に至っても独立立法で患者に対処していることは国際的にも許されないことである。

現行法第五条

2項　――前項の医師の指定は、らいの診断に関し、三年以上の経験を有する者のうちから、その同意を得て行うものとする。

先に私は、九州大学皮膚科の診察でハンセン病と診断されたことを書いたが、ハンセン病の診断が経験三年の医師で本当に出来るのであろうか？　患者と思われる者に対し、「手続きをとるいとまがないとき」その決定を、三年以上の経験があれば出来ることになっている。これは医学上の問題ではなく、政策上の問題としての入所規定である。

参考人（光田健輔君）

――（略）また男性、女性を療養所の中で安定せしめる上においては、やはり結婚というようなこともよろしいと思います。結婚させて安定させ、そうしてそれにやはり、ステルザチョン（優生手術）というようなものを奨励するということが非常に大切であると思います。（略）

これほど入園者を馬鹿にした話はない。十九世紀が生きていたのである。そこには人権も人道主義もなく、ハンセン病者を人間としてではなく、家畜と視ていたのではなかろうか。「結婚させて安定させ……」とは絶対に許すことの出来ない人権侵害である。

医学は医師のためにあるのではなく、病む患者を救うためにあるのではないのか。人間失格、医師失格者が不幸にも文化勲章を受けた。他の受賞者たちの名誉のために、ここでは文化勲章が光田健輔に、かく言わしめたとしておきたい。

ワゼクトミー、パイプカットではなく、ステルザチョンとは何故なのか？　それは「断種」と言いたかったのである。彼はハンセン病患者の抹殺を意図していたのではないかとさえ思えてくる。

優生保護法の中にハンセン病が含まれていることが、これまた今日のハンセン病に対する偏見や差別意識を社会に植え付け根付かせた原因ともなっている、と私は考えている。

私が中学二年生の時教師が「レプラ」の断種の話をしたことが思い出される。私はその時、自分がハンセン病だとは知らなかった。「断種」と聞いて教室はざわめいた。私は遺伝病で恐ろしい病気もあるものだと思ったが、同級生二百名は私と同様の感想を持ったに違いない。

優生保護法の中に含まれることとは、絶対に反対である。そうしなければ、予防法を改正しても人権を得ることも解放されることもない。

参考人（宮崎松記君）

――私どもから申し上げますと極端かも知れないが、患者の数と申しますのは衛生当局が努力すればするだけ出て参ります。数が少ない所はそれだけしかないかというと、私はそうばかりは考えないのでありまして、らいの数を出しますことは古畳を叩くようなものでありまして、叩くほど出て参ります。出ないのは叩かないだけのことです。（中略）従来どうして古畳を叩かなかったかと申しますと、塵を叩き出すと塵のやりどころがない、病床はいつも満員で叩いた塵を持っていく所がない。（略）

よくぞ言ってくれた。そう思うのが社会常識であった時代である。今日でもそう思う社会であると認識すべきではないか。この証言は残念ながら、吾が恵楓園の当時の園長であった。患者自治会は、早速証言の撤回を園長に迫ったが、結局は聞き入れられず、予防法闘争へと進展し、現在の全患協へと発展していった。

当時私は、まだ十代であった。途中からハンストに参加したが、三日目の夕方ドクターストップがかかり、ハンストを中止した。あの時の参加者は現在では何名が生き残っているのであろうか。断種と古畳の塵にされてまで黙っていられるか、そんな思いだった。

梅雨明けの暑い日が続く中で、本気でハンガーストライキに入った。水と塩だけの命を懸けた闘争ではあったが、完敗に終わった。

第十二回国会・参議院厚生委員会会議録第十号（全文）を読み返していく間に、気づいたことがある。

ここまでの証言においても、現在では証言内容が不適切、不穏当発言として、発言の取消しや訂正が加えられるのであるが、三園長証言全文を読む限り、参議院厚生委員たちは参考人証言に聞き惚れていたのであろう。委員長が参考人に対し、注意を与えた記録が残っていないことである。

立法府が我々に対して、古畳の塵としてしか認めていないということであり、主権在民そのことすらも否定するもので、かかる証言によって成立した現行予防法は憲法にも反しており無効である。

この証言から五年後のローマ会議決議、

二、(a) 病気の早期発見及び治療に対し、種々なる手段を講ずること。患者はその病気の状況が、家族等に危険を及ぼさない場合には、その家にとどめておくべきこと。これには、心理的に重要にして良好な効果を生ずるものである。

という、国際会議決議があった。日本のハンセン病の権威と呼ばれる医師たちは、その出発点において患者を人格ある人間と視ていない。

医学のための患者である限り、患者は救われることはない。ハンセン病の場合、肉体よりも、それ以上に心が病んでいる。その病んだ心をより病ませる古畳の塵は、今でも良いから立法府と行政府に民主的な良心があれば削除すべきである。

それもしないのであれば、基本的人権と法の下の平等を保障した憲法に反する。

差別というものは、差別した側には痛みはない。差別される側が一方的に痛みを受けるのである。不幸にして、我々はその痛みを嫌というほど知らされてきたのである。

結核患者さんには申し訳ないことだが、もしも結核の患者さんに対しても、ハンセン病と同様の強制隔離収容と男性に対する断種を行うべしとする医師が出てきたら、その医師は学会から追放されたであろう。

地球上の人類には三千種とも四千種ともいわれる遺伝病が知られている。それらの人々に対しても、隔離と断種の必要を説く医師があったら、それこそ狂人として追放されるであろう。ハンセン病だけに独立立法で、非人道的な隔離収容と断種を行ってきたことは、ナチス・ドイツがユダヤ人に対して行ったアウシュビッツ（強制収容所）と同様の大罪を犯したのであり、蛮行である。先進国ではなく、途上国日本のハンセン病政策である。

参考人（宮崎松記君）

――（略）らい予防法による懲戒検束の規定が最高裁ではやってもいい、憲法違反ではないとお示し頂いたのですが、施設における現場ではいろいろな問題が考えられまして、思うように予防法に規定してある検束規定を適用できない事情にあります。（略）

これは国会での証言である。宮崎参考人の作り話ではないと信ずる。

我が国は敗戦によって、民主憲法を持つ国家となった。昭和二十二年懲戒検束規定の内「七日以内常食糧の二分の一までの減食」は廃止されたが、同規定は現行法施行まで生きていた。

最高裁の合憲論が出ても尚、宮崎参考人の言う「検束規定を適用できない事情」とは、どういうことであったろうか。

行政の長である園長が裁判に依らず患者を裁き、懲戒及び検束することは、憲法の規定に反するとして激しく施設側に自治会が迫っていた結果である。

第一一条〈基本的人権の享有〉

第一三条〈個人の尊重と公共の福祉〉

第一四条〈法の下の平等〉

第一五条〈公務員の選定及び罷免の権〉

第一八条〈奴隷的拘束及び苦役からの自由〉

その他あらゆる方によって懲戒検束規定の無効を主張した。もし、懲戒検束規定を適用するならば、

第一七条〈国及び公共団体の賠償責任〉

を問うと強く抗議した結果、適用できなかったのである。

本当に最高裁が憲法違反でないと示したのであれば、第一七条により国家賠償を求めるべきである。

法の番人であるべき最高裁が、裁判に依らず監禁及び拘束を一行政の長に対して、その執行権を与えるとは差別以外の何ものでもない。

参考人（宮崎松記君）

――（略）らい患者といえども拘束を受けるいわれはない。自由に出歩いて咎むるべきではない。結核患者を見ろ、同じ伝染病で結核患者は出歩くことが出来るのに、らい患者が出歩いていけないことはない、というようなことを申す状態であります。これについては一つ国の方で十分お考え下さって、いかにしたらこれを完全に断行しうるかどうか、十分お考え願いたいと思います。（略）

開いた口が塞がらないとは、このことである。当時の「日本ライ学会」は、これほどのものでしかなかったのである。

予防法と行政は医学的立場ではなく、「初めに隔離ありき」であることの、これは何よりの証言である。

医学的に確たる証明もなく、立法、行政を執って来たことは、「国家賠償」の責は免れない。

この証言の前年、昭和二十五年にGHQよりジョンソン大佐が来園、その時私は音楽部員としてフォスター・メドレーの演奏で歓迎した。その時のことは今でもはっきり覚えている。ジョンソン大佐は、次のようにハンセン病について語った。

「私もハンセン病に感染しています。幸い、私は発病していませんでした。あなた方が不幸にも発病されたのです」

その言葉は、私にとって福音となった。米国の民主主義と医学の進歩の偉大さを教えられた。

宮崎証言でも明らかなように、塀や堀を一歩出ようものなら検束されていたのである。法と行政は、かくして「駆け込み寺」と「殯邑《もがりむら》」を創り上げたのである。

現行法第一五条〈外出の制限〉

1項　親族の危篤、死亡、罹災の他特別の事情がある場合であって――（略）

この条項ほど現実と乖離したものはない。外出制限がなくなった今日でも、親の死に目にあえた入園者は何人いるのであろうか。死に目にも葬儀にも出ることの出来ぬ現実をどうしてくれるのであろうか。

参考人（宮崎松記君）

――（略）らいは隔離収容でやって参りましたが、そのようなことから同じ伝染病である結核は出歩く、しかし、ことらい患者となると一歩この境界を越すと捕まって検束をやるとか、周囲から抗議をされるのはなぜかと、度々質問されるのであります。何故にらいは隔離しなければならないのか、結核は隔離しなくてもいいか、ということの根本問題を一つはっきりして、こういう方針だと私ども確信を持って患者の隔離を断行できるよう理論的な裏付けをして頂きたいと思います。(後略)

これほど決定的な証言はない。強制隔離収容が唯一の予防だと言ってきたが、医学的な理論の裏付けは何もないということである。ここで証言しているのは、光田健輔氏と並んで強制収容至上主義の宮崎松記氏である。

それまで執ってきた強制を伴った隔離収容政策は医学的には何等の根拠もなく、司法、立法、行政の三権が恣意的に執ってきた政策であり、差別法であることは疑う余地がない。

現行予防法も又、絶対隔離収容法であり、明白な憲法違反である。憲法に違反している限り、国家賠償要求の根拠の一つには成り得ると信ずる。

全患協は損害の補償を要求しているが、国が損害に対して補償を行うとすれば、それは国家賠償法に基づいて行われるものであり、国家賠償を求めるべきではなかろうか。

「何故にらいは隔離しなければならないか、結核は隔離しなくてもいいか、——中略——こういう方針だと私ども確信を持って患者の隔離を断行できるよう理論的な裏付けをして頂きたい」

重複したが、これまでのハンセン病を解く鍵は、ここに集約されており、今日に至っても理論的裏付けはない。

したがって、現行法を廃止しない限り、

憲法　第一三条〈個人の尊重と公共の福祉〉

第一四条〈法の下の平等〉

に反しており、

第一七条〈国及び公共団体の賠償責任〉

に於いて、賠償すべきである。

最近は、少しは遺体や焼骨で故郷へ帰る者もあるが、大部分は納骨堂に眠るしかない。秘密保持の立場からすれば、現行訴訟法が本名でなければ訴訟が起こせないことには異議がある。三権が理論的裏付けもなく差別法をつくり、その差別法の下で生きている間も、死の後も拘束される我々の解放の血の叫びが聞き入れられないのであれば、日本という国は民主国家でもなく、この国の未来もない。しかし、そういう国家ではあっても、生きている限り「解放」を叫び続けねばならないと私は考えている。この宮崎証言は、結果的には理論的な裏付けのないことと全患協の抗議によって「外出の制限」は残ったが、現在では証人の発言にある結核の患者さん並みになっている。

懲戒検束規定も廃止され、「秩序の維持」として、戒告、謹慎という常識的な法として規定されている。

しかしながら、この証言が行われた前後の数年間は、患者の強制収容は凄まじいものであった。


（谷口彌三郎君）

――強力に収容するというのは、現在の法律では強制的にこれを収容することがなかなか不可能というようなお話もありましたのですが、厚生省の方あたりから話を聞くというと、今の予防法（旧法）でも収容は強制的にできんことはないというふうな、そう心配はないようなお話があったりしておるのですが、実際はどうでございましょうか。――


何ともひどい厚生省の見解である。軍国主義下の日本ならいざ知らず、平和憲法下においてである。谷口彌三郎氏は参議院厚生委員会の委員である。断じて許すわけにはいかないのである。その理由については、この後の宮崎参考人が明らかにしているので、ここでは省略するが、恵楓園の場合、一千床増床に伴う強制収容は、この厚生省の見解が根底にあって、押し進められたのである。

この稿を書くために、当時強制収容された人の話を聞くことが出来た。その中の一人の強制収容が、家族に及ぼした偏見と差別による「イジメ」に対して、我々入園者も国に対して言うべきことは言い、家族の受けた「精神的な苦痛に対しても」補償を要求すべきではないかと思っている。

当時、彼女は中学三年生であった。ある部活で成績が良く、その日は県ブロックの大会に出て、個人で一位、団体一位の成績で、次は県大会だと張り切って帰る途中、「学校へ寄るよりも直接自分の家へ帰る方が近いので学校へは立ち寄らずに帰ります」と言ったところ、引率の教師に腕を抱えられるようにして学校へ連れて行かれた。連れて行かれた場所は養護室であり、保健所員は嫌がる彼女の服を脱がせて全身を診察した。彼女の家ではその時姉が一人入園していた。そのために行われた保健所による強制診断であった。

学校側は、養護教員をはじめ熱心に高校進学を勧め、現状では入所の必要はない、おかしくなったら入所すれば良いとまで言って、家の方にも何回となく進学を勧めに来たが、三年卒業と同時に彼女は入所した。

彼女には二人の妹がいるが、入所した彼女のことを生徒たちが知り、現在でいう「イジメ」の対象とされ、保健所が来ては二人を診察したという。そのため二人の妹は高校への進学を断念して各種学校へ入学する他なかった。

家族に患者が居たというだけで、学校で行う健康診断以外に保健所が呼び出して診断するということは、法律に反した医療行為であり、ハンセン病の場合は明らかに公務員法違反である。かといって、家族が県に抗議したところで、何の解決にもならず、泣き寝入りしてきたのである。第一、学校へ担当官が出向いて、特定の生徒を診察することなど考えられないことを実行した。そうした行為が、子どもたちにハンセン病は恐ろしいもの、どこか遠くへ送られる恐ろしい病気であるとの観念を植えつけたのである。1＋1＝2であるように。教育の中で受けたハンセン病に対する思いは生涯消えることがなく、次の世代へと受け継がれていく。これが差別＝偏見の正体なのである。

参考人（光田健輔君）

――（略）私は自分で入ります。県庁がなんぼ言ってきたって入りません、というのでございます。そうすると知事のなんとかというもので、伝染の危険のある患者に対しては、これを収容することが出来るというのですが、それがちょっと知識階級になりますと、なんとかかんとか逃げるのです。そのような者はどうしても収容しなければならんという、強制のもう少し強い法律にして頂かんと駄目だと思います。――

何とも恐ろしい証言である。国体護持を大義とした日本は平和憲法を持つ国に生まれ変わったのである。先進国のハンセン病に対する政策が百八十度転換しようとしている時にである。「強制のより強い法律」とは一体何があるというのだ。第二のアウシュビッツを造れと言うのであろうか。彼は医者だと思っていたが、ハンセン病菌に対するよりも患者そのものを憎んだのではないであろうか。それとも、文化勲章に舞い上がりこうまで言わしめたのであろうか。そうとでもしておかなければ、文化勲章に対する汚点を残すことになる。

参考人（宮崎松記君）

——（略）結局、本人が頑強に入所を拒否した場合には出来ない。手を拱いて見ておらなければならない。いくら施設を拡充されましても、沈澱患者がいつまでも入らないということになれば、らいの予防はいつまでも徹底致しませんので、この際本人の意志に反して収容出来るような法の改正ですが、そういうことをして頂きたいと思います。——

光田参考人も証言しているように、私は自分で療養所に行きます、県から来ても私は行きません、と強硬に突っぱねた人は、県の収容には応じなくとも良かった。

しかし当時は、ハンセン病の診断が出た時点で、如何にしてハンセン病であることを知られることなく家を出るかが第一であり、予防法が如何なるものであるかを知っていた人は皆無に近い状況にあったのである。

旧法　第五八号（昭和六年改正）

——略　国立療養所又ハ第四条ノ規定ニ依リ設置スル療養所ニ入所セシムヘシ——療養所ニ入所セシムヘシ——では、本人が拒否すれば入所の強制は出来ないのである。

しかし当時は、様々な圧力をかけられ、家族を護るためには入所せざるを得なかったのである。そして予防法を法たらしめるために、罰則条項を規定して強引に入所させようとしていた。

参考人（宮崎松記君）

——（略）結局、私どもは現在の法律ではどうしてもやれませんから、検事正とも話を致しまして、実はこうこうだ。検事正も今の予防法では、あれは本人の意志に反して無理に入れるということは私どもも出来ないと解する。——

検事正がいくら法を拡大解釈しようとも、法を曲げるわけにはいかず、「本人の意志に反しては無理に入れることは出来ない」と検事正らしく言ったようであるが、次の証言は法治国家にあるまじき、違法行為を諒解するという、とんでもない見解を示すのである。

参考人（宮崎松記君）

――（略）併し実際にはそれをやらなければならないのであるから、万一これに関連して事件が起こったら検事正として前もってそういう諒解を持っているから、まぁおやりになってもいいから、一つ心配なくやってくれ。――

これでも日本は法治国家たり得るのであろうか。それはノーとしか言えない。

このことはハンセン病患者がマイノリティであるがために、また差別と偏見により、患者は警察権力に対して大人しく従うより他に家族を護ることが出来なかった。そのことにつけ込んで、万一強制収容を実行しても事件など起こさないだろうと認識していたに違いない。

実際には一家心中等の例は僅かに報道されているが、報道されない一家離散や家業の転廃業まで合わせると、かなりの発生があったことは間違いない事実である。国家権力が発動される時、国民、特にマイノリティの生存権さえも脅かし、一方、国民にとっては国家権力の介入を正義と見なすのである。

公務員は憲法を守る立場にある。これが理由もなく違法行為を合法として諒解するとは言語道断の行為である。

この宮崎参考人の証言は、参議院厚生委員会での証言である。検事正の直接か厚生省の内示かは知る由もないが、訂正もないところをみれば、検事正はそう言ったのである。

これにはまだ続きがある。諄《くど》いようであるが、大事なことなので続けると、

——（略）

一問題が起こっても適当に処理しますから、やって下さいというだけでやっておるのであって

——（略）それから警察隊長も、国警の隊長もいやそれは事情は分かっていますから、もし万

参考人（宮崎松記君）

要するに、法律では強制収容は出来ないことになっているが、検事正は諒解しているから強制収容はやって宜しい。もしも問題が起こったら、警察隊長も国警隊長も事情が分かっているので、万が一問題が発生したら、適当に処理すると言うので強制収容を実行しております、ということである。

憲法　一七条〈国及び公共団体の賠償責任〉

　何人も、公務員の不法行為により損害を受けたときは、法律の定めるところにより、国又は公共団体に、その賠償を求めることができる。

これほど明確な犯罪はない。国会の証言であり、その罪から逃れることは出来ない。

この国会証言が昭和二十六年十一月、ダイナマイトによる殺人未遂事件の発生が、昭和二十六年八月のことである。殺人未遂事件から三ヶ月後の証言である。

国会証言からすると、殺人未遂事件以前に検事正の諒解があり、事件が起きた。あまりにも出来すぎである。

裁判調書を読まれた方は御存知の通り、ダイナマイトの使用法もF氏は知らなかったし、包んでいたボロ布も自分の家にはなかったとの母親の証言もあり、本当に事実調べが行われたのか等の疑問が残る。

それにもまして不思議なのは、額に紅斑が出ていた、それだけで何故収容しなければならなかったかということである。予防法は、「伝染のオソレ」ある者となっているが、実際には「T」型の患者も強制収容された。そのことに問題がある。

亡くなられた増重文氏より出張裁判の様子を聞いたことがある。

検事側証人として警察側から出廷した警官の証言に対し、被告人が熊本弁丸出しで、「なんば言いよっとか！　嘘ば言うな！」など、大声で怒鳴りつけては、裁判官に制止を求められたという。

証人はというと、蚊の鳴くような声で脂汗か冷や汗かは分からないが、兎に角、汗をふきふき顔色は青ざめて、どちらが被告人でどちらが証人かと思うほど、異様な出張裁判であったということである。増重文氏としては、この裁判は、どこかおかしいと直感したと当時のことを話しておられた。確かに何かがあったように思うのは私一人ではないような気がしている。

参考人（光田健輔君）

――（略）ここで申し上げても秘密厳守を破るわけでないと思いますから申し上げますが、その患者も五、六度、岡山県と協力して長島へ入れたのですが、ところが細君が連れに来るのです。舟を持って。そしてまた数ヶ月家におる。そういうものはですね、逃走罪という一つの体刑を科するですね、そういうようなことができれば、他の患者の警戒にもなるのであります。今度は刑務所も出来たのでありますから、逃走罪というような罰則が一つ欲しいのであります。これは一人を防いで多数の逃走者を改心させるというようになるのですから、それが出来ぬものでしょうか――

これが、光田健輔氏のハンセン病に対する立場であり、限りなくこの証言に近い政策をとってきたであろうことの証明である。

この証言は昭和二十六年十一月八日、参議院厚生委員会においてのものである。

五年後の昭和三十一年四月、ローマ国際らい会議決議には、次のように書かれている（重複するが、重ねて読んで頂きたい）。

一、(a)らいに感染した患者には、どのような特別規則をも設けず、結核など他の伝染病の患者と同様に取り扱われること。従って、すべての差別法は廃止されるべきこと。

(以下略)

光田発言と、このローマ会議決議とは百八十度ハンセン病対策が違っているのである。医療刑務所も出来たことだし、逃走罪なるものを法制化して、見せしめのために刑務所にぶち込めというのである。

そうであるならば、宮崎松記氏の証言にあるように、そうしなければならない理論的裏付けが必要である。菌培養が確立されない現時点において、そんな無茶が通るわけがない。

だからこそ一歩下がって、文化勲章が斯《か》く言わしめるのかと書いたが、実は文化勲章の重みには耐え難い思想の持ち主であった。

ここで文化勲章受章に関して書かれたものがあるので、記しておきたい。

――(略)秘書課長室に行ってみると、「実は今度、光田反応に対して光田先生に文化勲章を奏請しようと思うのだが、あなたの光田反応に対する遠慮のない意見を聞かせて欲しい」とのお尋ねであった。――(中略)――「あなたの思うのことを聞かせて貰えば良いので、忌憚のない考えを聞かせて欲しい」と重ねて意見を求められたので、私は正直に思う通りのことをそのまま申し上げた。「光田反応に対して文化勲章を奏請されることには反対する。――（中略）――光田反応といっても、仕事の多くは林文雄博士のやったものであり、又その以前に林芳信博士の実験したものでもあるので、ある時は日本ライ学会では、光田、林、林、と呼ぶ。（後略）」――（昭和四十一年『青松』六・七月号　野島泰治）

当時、野島泰治先生は、大島青松園園長であり、在任中に書かれたものである。先生は、ハンセン病の病理についての業績を高く評価することで奏請《そうせい》するべきではないかというように書いておられる。

私もハンセン病病理の未解明の分野で数々の業績を収めておられることについての評価には異論がない。しかし、それのみで文化勲章受賞の条件に足り得たかどうかについての評価となると、話は又別になる。

参考人（林芳信君）

――アメリカでは相当、ハンセン病としたらいいという議論があります。キューバのハバナで万国大会が開かれた時もそういうことでありました。しかし、これは一時多少そういう病名にすれば一時ちょっとのことで、結局、あ、らい病のことだなということになりますと、元の通りになるのではないかと思いますし、一つは学問的にはまだ世界各国で取り上げられておりません。日本でも、らい学会あたりで諸学者の意見を聞いた上で採用するならば採用するというようにしたらどうかと思います――

学者という人種はどうしてこうも保守的なのであろうか。他人事だから、こういう発言が出てくるのである。

現在差別されている側が、過去のあまりにも間違った情報に基づいて呼ばれてきた「らい」という呼称は、らいという言葉そのものが差別用語となってしまっている以上、それは使用すべきではない。ハンセン病という病名は、ハンセン病患者の人格を回復させるための病名変更であるとは考えられないものであろうか。

医学界ではなく理学部では、ミリバールから発見者の物理学者パスカルの名前に変え、「ヘクトパスカル」と呼称するようになった。それでも不都合はなく、パスカルの物理学の地位は向上した。後世に生きるのである。

参考人（林芳信氏）は、この時らい学会の長であった。私が使用している第十二回参議院厚生委員会会議録第十号（全文）には、必要以上のらい呼称が使用されていると思う。それは何故なのであろうか。

ローマ会議決議

（b）らいが問題になっている国に於いては、公衆にらいの真の性質を理解させ、この病気に結びついている偏見及び迷信を除去する如き啓蒙手段を注意深く講ずること。

が、決議されている。私が社会復帰していた時に感じたことは、「国立療養所菊池恵楓園」という固有名詞でさえ、時として差別用語として使用されることを知らされた。少なくとも、らい呼称よりは、ハンセン病呼称の方が科学的である。らいはハンセン病ではない。また、ハンセン病もらいではない。

差別する側が呼称を変えても変えなくとも同じだという論理は、差別されたことのない者の無責任な発言であるというべきである。

（谷口彌三郎君）

——先刻のお話の中に、らいの名称をハンセン氏病と、ノルウェーのハンセンさんの名前をとっておる。これはらい病ということは普通知っておりますから、ハンセン氏病に変わればみんなが一時は知らんようなふうにもなれるだろうとも思いますが、この病名の変更について何か特別のお考えがございましたら。

悲しいことに、参議院議員がこの程度である。良識の府とも呼ばれたが、人権感覚というものが全く汲み取れない。

私が言ってるのは、ハンセン病に変更して、その理由を広く国民を教育せよということである。特に学校教育がその切り札である。過去の歴史に於いて、らいの呼称が如何に患者と家族の運命を狂わせてきたか、間違った先入観がマイノリティに対して、どれほど深い罪を犯してきたかを教えるべきである。非理性的先入観が差別を生み、差別観は親から子へと家庭内で感染し、教育がその仕上げを行うというようなことが新聞に書いてあった。そこのところを解決に導くには、基本的人権を真に確認し合う教育を着実に実施する以外に方法はない。

参考人（光田健輔君）

――ちょっとらいと言うことは体裁が悪いから、大学あたりではLと言っておられる。それとHDということは同じ意味になるのではないでしょうか。慣れっこになれば直ぐ誰にでも分かるのですが、だからこれを法律からすべてのところからハンセン氏病と日本で変えるということについては、子どもみたいな話ではないかと、私どもは考えるのであります。

これが日本のハンセン病医学の第一人者、最高権威者、その上文化勲章受章者の見解である。これほどまでにいうのであれば、彼はハンセン病の呼称では文化勲章には手が届かなかったのではないかとさえ、私は思ってしまう。
だからこそ、呼称の変更が必要なのである。

（谷口彌三郎君）

――（略）私どもとしても、この参議院の厚生委員会でも貞明皇后様の何か記念事業をしたいという言葉が委員会でも言われておりますが、皆様は記念事業として、仕事はどういうのが適当であるというふうなお考えがございましたら一つ。

参考人（光田健輔君）

――貞明皇后様の御奨励によって、これが非常に影響して、衆参両議院でもらいの病床増加ということについては、絶対隔離までにも至るということになりましたことは誠にありがたいことです。日本のらい予防事業というものは、まあこれは数えようによってまだまだ一万も二万もあるということをいいますけれども、これは根拠のない話なんでありまして、大体においては、もう九十％は収容できるような設備になったことは、誠にありがたいことです。

当時は米軍の占領下にありGHQに患者の収容を命令されても、国家予算も少なく施設拡張どころではなかった。そのために貞明皇后にお出まし願ったというのが本音であろう。そこで増床計画は在宅患者数を多く出して、拡張計画が出されたのがこの証言である。しかし増床はした、患者はいないでは責任を問われることが必至であり、自然治癒で正式に退園した者まで再収容に及んだ。

龍田寮問題も起こるべくして起こったのである。だからといって登校拒否は明らかな差別行為であって、許すべからざる暴挙であった。

その原因に未感染児童という、実に不可解な用語を使用したことにある。この子ども達が未感染児童とどうして規定できたのであろうか。未感染児童と言うならば、発病していない児童の全てが未感染児童なのである。

未感染が未発病の同意語と受け止められて、登校拒否にまで発展したのである。ツベルクリン反応注射で陽性であっても結核ではないのと同様、ハンセン病に感染していても患者とは限らないのである。

狂気の収容について一例を書くと、ある婦人の場合、入所を勧められて入院の手続きに来たが、乳飲み子を抱いていたため、龍田寮問題もあって、配室が決まらず自宅に帰ってしまった。やがて小学校入学の時になって、保健所は再度入所を勧めに来て、今度は前の名前ではなく新しい名前で入所するよう勧めたということである。これは何を意味するものか理解できない。その子どもは成人し二児の父親となり、今では時折面会に訪れるという話を聞いた。我々には福音に思えるのである。

この婦人は、「T型」（神経型）の患者さんである。

参考人（光田健輔君）

――日本の学者といえども、神経らいはうつりはせぬ、それは外に出してもかまいやせぬというようなことを言う人があります。それはもう少し病原というものを追求していけば、神経らいであろうと、らいの名のつくものは、私どもはやはり隔離しておかねば、これはうつるものだというふうに考えるのであります。

菌検査でマイナス、光田反応でプラスの患者がどうして感染源になるのか、理解に苦しむ。当園基本科医長・菊池先生の医療講座では、『感染するのは「L型」保菌者からのみである』と、はっきり言っておられる。また、大島青松園園長・野島泰治先生は、「貞明皇后と〝ライを正しく理解する日〟に思う」と題した文章の中で、次のように指摘しておられる。

⑴私はこの際、果たしてライを正しく理解しているのであろうかとの疑問に対し、専門的立場から具体的問題の数点に触れてみたい。

⑵昔、神経らい患者でライ菌を証明できぬ人にでも臨床上所謂ライ症状があれば、病毒伝播の危険ありと主張して入所を強要した時代もあった。現在でもまだ夢覚めやらないものがあるのではないか。

(3)菌の侵入が必ずしも感染発病につながるものでない。然るに深部組織にでも、ライ菌を証明したら、病毒伝播の危険ありと簡単に考えるのが昔は普通であった。今では必ずしもそうでないことが分かっている。もし菌の存在即ち、ライ患者或いは病毒伝播の危険のある患者というならば、日本人の大部分は、結核患者ということになる。
(4) 昔、ライ療養所内で死亡した患者の死亡診断書の五〇％は結核性疾患であった。その死体解剖結果では約八〇％が結核であった。組織標本では更に多数の結核を証明した。これは「ライに結核菌様変異を生じた」と考えるのが妥当である。

昭和四十三年六月五日

このことからも、光田参考人が言う、「らい」と名のつくものは隔離しなければならないと主張し、そのために収容された「T型」の人達が一生を「駆け込み寺」に生きねばならぬ現実に対して、どれほどの補償を国は考えているのであろうか。差別と偏見により、療養所を「駆け込み寺」として生きねばならない者も多い。それは社会にある偏見、差別がそうさせるのであって、物言えぬ患者と家族に代わり国が除去すべき方策を講じてこなかったからである。

参考人（光田健輔君）
――これも併し貞明皇后様のそのらいを予防する。治療よりも予防というその御趣旨に奉戴して、そういうようなことを世界各国に宣伝する必要があると思うのです。

私には、貞明皇后にハンセン病は治療より予防のために隔離収容しろという趣旨の発言があったとは思えない。強制隔離収容政策を世界に向かって宣伝するとは言語道断である。何故ならば、患者の人権に対する見識が欠如しており、途上国にも及ばぬ人権意識では世界中の物笑いの種にしかならないのである。ローマ国際会議では、日本の隔離収容政策に対して、多くの国から抗議を受けたのである。それでも厚生省は予防法を今日まで改正しようとはせず、藤楓協会に下駄を預けてしまった。

参考人（光田健輔君）

――記念事業の一つのつもりとして私は考えておるのでございますが、日本の救らいが次第次第に功を奏して三分の一にもなったということと同時に、ステルザチョン（優生手術）をやって、そうして療養所にどんどん婦人も入れる。男子も入れて、それが予防の眼目であるということを教えてやりたいというふうに考えておるのです。

貞明皇后の記念事業として、低医療国に対して「断種」をやり、婦人も男性もどんどん収容するように教えてやるとは、発展途上国に対して失礼な、いやオセッカイというべきである。

キリスト教、イスラム教の国も含まれているにもかかわらず、どうしてこれほど非人道的な施策が実行に移されようか。

わが国のハンセン病に対する差別や偏見は、第一に伝染病としながらも、一方において断種を強制してきたことが、今日においても家族の婚姻に対する重大な障害をもたらしているのである。

ステルザチョン（優生手術）と書いてきたが、優生手術ではなく断種である。結婚して妊娠した場合には強制的に掻爬《そうは》が行われ、どちらか一方がこれまた強制的に卵管の結紮《けっさつ》か、男性の場合は輸精管のカット結紮、或る者には輸精管の一部を切り取り、その上で結紮が行われた。

こうした手術は優生保護法による手術ではなく、明らかな優生保護法に違反する手術行為ではなかったろうか。

或る療養所では園当局が結婚を勧め、いざ結婚となると男性に対して断種手術を施した後で結婚させたと聞いている。

療養所内で結婚を認めるということは、もし子どもが出来た場合には、本人が出産を希望する場合には、国は生まれてきた子どもの養育義務を負わなければならない。そのことさえも認めてこなかったことは、法の下の平等に対して違反する行為であって、国家賠償の対象となり得る。これまで誰一人国家賠償請求を行い得なかっただけのことである。

嬉しい話が数件ある。その中の一つは、退園した友人は結婚し、今では孫が出来ているという話を聞いた。これほど嬉しい話はない。

それと反対に、園内で結婚、断種されて退園した友人たちは、今どのような思いで生きているかを思う時、悔しくてならない。

参考人（光田健輔君）
――私は貞明皇后様の名によって、日本の医学を海外に宣伝したら良かろう、これが私の療養所における医官の自尊心も高め、同事に海外に日本の進歩を少し教えてやるというような料簡を持って、貞明皇后様の記念事業の一つとして頂きたいという考えを持っております。

何という料簡違いであろうか。医者という職業は、本来患者の心身の苦痛を取り除くことが第一ではないのか。しかしながら、三園長証言は患者を置き去りにした発言の数々であり、ここに取り上げた証言以外にも多くの問題とすべき点があった。しかし、今更という思いと再び活字にしてはならぬという思いがあって取り上げてはいない。それでも、このように長くなってしまった。

患者を忘れた医者が他国に出向いて教えてやるとは、身の程知らずと言われても仕方あるまい。共に学ぶということでなければ、それは「オセッカイ」の類であろう。

今、世界に日本の隔離政策に対して批判が集中している。

全患協は速やかに、ハンセン病保護法の成立に向け、議員立法を目指して働きかけを強めるべきである。細川内閣の今だからこそ、実現が可能になる時ではないであろうか。

この稿を書くに当たり、多くの友人知人の協力を得ることが出来、感謝致します。医学用語等については、菊池先生はじめ看護婦さんにも協力頂きました。ありがとうございました。菊池野編集部の皆様にもお世話になりました。

終わりにあたって、私は救われる思いがした一冊の随筆集に出会うことが出来ました。題名は『らいと梅干しと憲兵』（野島泰治著）です。その中に、次のように書かれているところがありますので、皆様方もお読み下さい。

貞明皇后と「ライを正しく理解する日」に思う

――ライに関係のあるすべての公務員が、果たしてライを正しく理解しているのであろうか。中央官庁、地方官庁のすべての人々が「ライを差別待遇」していないであろうか。昭和二十八年八月改正になった現在のライ予防法第三条に「何人も患者又は患者と親族関係にある者に対してその故をもって不当な差別的取扱いをしてはならない」の規定を設けなければならなかったのは、それ相当の理由があったからである。不当な差別待遇によって受ける患者本人、及びその家族の悲劇を最少限度に食い止める意図によったものであることは申すまでもない。

それよりもなお、私どもライ職員、特に医師たる者それ自身、更にそれなる医師たちによって組織されている学会そのものが、果たしてライを正しく理解しているかどうか、私には疑問にさえ思われるのである。ここにもまた因習の力が残存し、口に正しい理解を叫びながら、心の奥には未だに誤った差別感が潜んでいるのではないか。もしそうだとすれば、口ひらたく「らいを正しく理解」するなど言える筋合いではあるまい。恥ずかしいことである。――（以下略）

第二章について

この章は、国立療養所菊池恵楓園入所者自治会機関誌『菊池野』に、一九九三年九月から翌年一月に掲載されたものを一部改訂したものです。

一九五三年に成立した「らい予防法」の審議過程で、一九五一年十一月に所管の参議院厚生委員会において参考人招致があり、その参考人には多磨全生園園長の林芳信、長島愛生園園長の光田健輔、菊池恵楓園園長の宮崎松記の三園長が含まれていました。この三氏の参考人陳述は俗に「三園長証言」と呼ばれます。

志村康氏が、入手したその陳述書の全文を読み込んだ上で、証言の分析と解説、そして法執行者の狙いを当時の時代背景と合わせながら明らかにした詳細な記録になります。

尚、「殯（もがり）」とは、古代の葬送儀礼のことで、本葬までの期間、死者を棺に入れた状態で別れを惜しみ、死者の霊魂を敬い慰め、その魂を鎮めるため諸行事を行いました。身分の高い人物の場合には、墳墓の完成する数年間、この殯の状態が続くことになります。現代でもこの「殯」の名残が皇室に残されているようですが、一般の通夜がその名残ではないかという説もあります。

ここでは、――「この世」でもなく「あの世」でもない、その中間――という意味で、志村氏の造語として使われています。

北岡秀郎

第三章

人生後半の鋒鋩《ほうぼう》

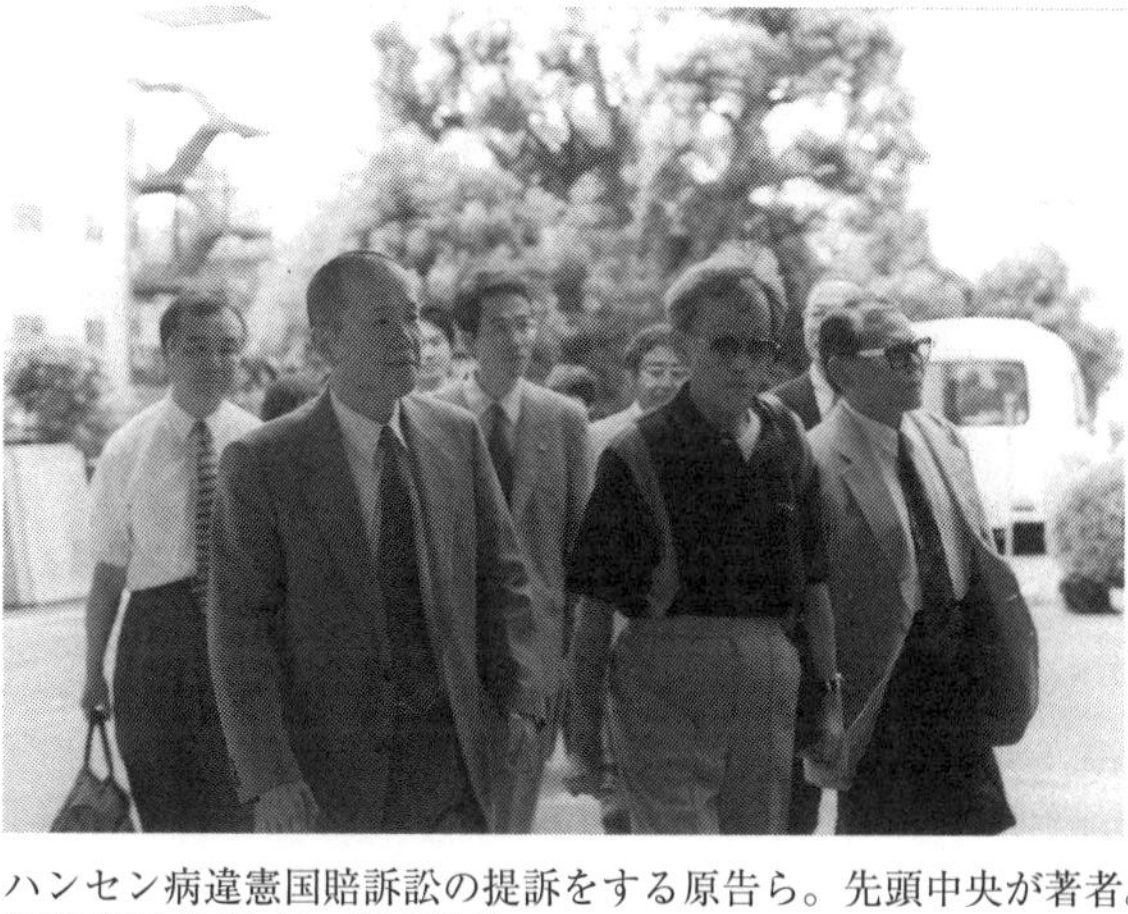

ハンセン病違憲国賠訴訟の提訴をする原告ら。先頭中央が著者。
1998年7月31日。熊本地裁。

（一）裁判とは超多忙なことと見つけたり

やっぱり抵抗があるのです。

裁判をしていると何かと忙しい。

裁判が開かれる日は当然のことなのですが、事前の打ち合わせに始まって、当日は裁判所前で集会が開かれます。名前と顔を晒して原告を務めているのは二、三人しかいないので、必然的に私はその集会で何か話さなくてはなりません。話す以上は、事前に主題を決めて筋書きを粗方考えておく必要があります。そこで話した内容をマスコミが書き伝えることも考えると、決して疎かにはできないのです。

その後、裁判が始まると証言台に立ち裁判官に向かって話しますが、それは原告意見陳述と言うそうです。

弁護士からは、「この裁判の決め手は〝被害をどう伝えるか〟にある」と聞かされました。しかし、これが非常に難しいことなのです。特に自分自身の被害となると尚更のことです。

被害というものは、本人にとって、学校から追われた、地域から排除された、時には親族や家族からさえ排除された、働く機会を奪われた……。しかし、それらはまだいいのです。

最も困難なことは、家族に被害を波及させないことと、自分が受けた被害について明かすことなのです。自分の受けた被害である断種・堕胎については、仲間内でも殆ど話題に上ることはありません。それは、同じ傷を持つ者同士であっても互いに触れたくない、触れられない出来事だからなのです。自ら話すことはまずないでしょうし、たとえ強制されたことであっても、自分の人間としての存在を否定されたも同然のことだからです。一人ひとりの心の中は、強制した者への怒りよりも、寧ろ自分自身への贖罪の意識に苛まれ続けているのではないかと思います。

それは「人」なるものを殺してしまったという意識です。かく言う私もそうです。ですから、私は、その我が子に「操（みさお）」と名付け位牌も作りました。それは供養と謝罪の気持ちをせめてもの形としたものです。裁判所に行く時は、いつもその位牌を鞄に忍ばせています。この「操」の後押しがなかったならば、私は他人である裁判官の前で、更には私の後ろで聞き耳を立てている何十人もの傍聴人やマスコミがいる場で、自身の一番話したくないことを、その最も話し辛い状況で話すことに非常に大きな逡巡があったでしょう。

これが女性の原告の場合となると、私にはその心情を想像することも難しく、その思いに敬服するのです。しかし、やはりそう思ってしまうのはこれらはやはり秘め事だからなのでしょう。

弁護士は、そのことについて話すように言いますし、私も話すべきだと思います。それは私たちが受けた被害の最も典型的でわかりやすい事例であるからでしょう。私も理解しているつもりでいましたが、それでも裁判所で話した日は、妻の顔を見ることが出来ませんでした。

裁判所を出ると、ホッとする間もなく報告集会があります。そこには、傍聴席には入れなかった人も参加しているので、法廷での話を再び話すことになります。応援しようという人たちの集まりなので、裁判所で話すより幾分気は楽ですが、それでもこの件に関して話すことは嫌なものです。

心身ともに疲れ果てて療養所の自室に帰ると、そこにはもう既にマスコミ数社が待っています。世間にきちんと伝えてもらうことが必要だと思っているので出来る限り丁寧に対応しようと心掛けますが、中には「そのくらいのことは自分で調べておけ」と、つい口をついて出そうになるような質問をしてくる記者もいます。その度に、寅さんではありませんが「それを言ちゃあ、お終いだ」と慌てて口を噤《つぐ》むのです。――顔と名前を出して裁判をするということは、こういうことなのか――と改めて思わされるのですが、それでもテレビや翌日の新聞を見て、「なかなか伝わらないものだなぁ」とため息をつくこともしばしばです。

裁判官が現地に出向く、即ち療養所に出向いて調査する検証というものがあります。この裁判の最初の検証は香川県の大島青松園《おおしませいしょうえん》で行われ、その後、菊池恵楓園でも行われました。

検証では、監禁室や社会と隔てる塀、居宅なども見て回り、同じ対象物について被告の国側と原告側の双方から説明をするのですが、これは長年そこに住み、熟知し真に迫る訴えの出来る原告にとって有利となりました。

そこで原告側も何人かで手分けして説明をすることになりました。その中で印象深く覚えていることがあります。納骨堂でのことだったと思いますが、説明を担当していた原告のHさんに、次の場所へ進もうとしていた裁判長が「今までで一番残念だったことは何ですか？」と尋ねました。Hさんは「この病気が死に至る病でなかったことです」と答えました。詩人として活躍していたHさんから発せられた磨かれた一言を聞いた私は「この一言がすべての入所者は死よりも辛い日々を送った、送らされたということを言い表した」と思いました。

裁判は自分とのたたかい

私が話をするのは裁判所だけではありません。我がことのように働いてくれる支援の人たちが開く集まりがあると出向いて話をします。原告の身体状態からすると、そのような会場に行くことも大変なことですが、裁判を勝たせようとする催しに原告がいなくてはならないと思うので、私は出来る限り顔を出すようにしているのです。

青年の時から一緒に活動していた仲間に溝口製次がいました。彼は、裁判を提訴する頃には、既に自立歩行も難しくなっていました。しかし、彼は「提訴には自分の足で歩く」と主張して先頭を歩きました。その危なっかしい足取りの一歩一歩に、彼のこれまで長年溜め込んできた執念を見る思いがしました。

訴状は、手続き上、弁護士が提出すれば済むのですが、彼にとっては、自分の手で持ち、自分の足で歩き、直接自分の手で提出するということでなくてはならなかったのでしょうし、少々体調が悪くても遠くまでよく出かけ、支援の集まりにも参加していました。彼も顔と名前を晒して提訴していましたのでマスコミにもよく登場しました。きっと一日一日が闘いの日々だったことでしょう。

そんな彼でしたが、実の姉が同じ療養所に入所していることを自ら話すことは決してありませんでした。熊本県南部の出身でしたが、入所以来故郷を訪ねることも家族に会うこともありませんでした。十三歳の少年だった彼は、「熊本見物に連れて行く」と言う母に療養所へ連れて来られ、到着後に疲れて眠ってしまい、目が覚めた時には傍らにいたはずの母親の姿はなくなっていたそうです。それから長い間、母親に騙されたと恨んでいたようですが、子どもを置き去りにした母親の気持ちが分かる年頃になった時には、既に母親は亡くなっていたそうです。

訴状には、その彼の人生のすべてが託されていたのですから、彼は自分の足で歩いて提出しなければならなかったのです。

裁判に勝訴して手にした補償金で、彼は自分の墓を建てました。選んだのは、故郷ではなく遠く神奈川県のある寺の墓地でした。自ら故郷を断ち、同県に従妹がいるという僅かな縁があるだけの土地の墓に彼は眠っています。お参りに行きたくても遠くても叶わない、そんな遠くの地に。

裁判で勝つには

文字通り違憲国賠訴訟は、「国のハンセン病政策が憲法違反であり、その政策によって被害を被った入所者に賠償金を支払え」という裁判です。我が国の憲法裁判で勝つことが非常に難しいものであることは十分に認識していました。以前、九州大学で開催された九州弁護士会連合会主催のシンポジウムの際に、私は「国賠訴訟したい、するべきだ」という思いを出しました。その会場は、「理屈はそうだが、実際は難しいだろう」という雰囲気に包まれていたことも感じていました。

しかし、私の中ではもっと現実的な困難を自覚していたのです。

先ず、国を相手にする裁判に勝利するだけの有能な弁護士を雇う金銭がないことでした。長年、療養所に閉じ込められた身で金銭を持っている者などいるはずもありません。我々の裁判を応援する世間の人たちも居ないと思っていたので、孤独で孤立した闘いを覚悟していました。何しろ療養所内でも自分からやろうという者も、応援しようという者もありませんでしたから、そんな状況で国に勝てるはずがない、というのが大方の見方だったのです。

それでも、九州大学でのシンポジウムをきっかけに「やってみよう」という弁護士が現れたことが大きな転機になったと思っています。そこから「明らかな憲法違反のハンセン病政策を見過ごしてきたのは、弁護士を含む司法界の怠慢もあった」として、手弁当で裁判を引き受けてくれる弁護士が何人も現れるという、予想だにしなかった出来事が起こり、「世の中、捨てたもんじゃない」と思わされました。

支援については、必ず現れるという希望的予測を持っていました。それは決して長くも多くもない私の社会経験からも、らい予防法廃止（一九九六年）の頃から周囲の雰囲気の変化を感じていました。ただ、これほど多くの人が継続的に支援してくれたことは、私にとっても想定外に嬉しいことでした。

新しい憲法の下、様々な出来事があっても最終的には「正義は勝つ」と信じて生きてきました。そう思わなければ生きていけない境遇でもありました。ところがある時、亡き板井優弁護士から「正義が勝つのではない。力のある正義が勝つのだ」と軽く一蹴されました。そして、その力とは、「世論であり、世論の代表である支援なのだ」と教えられました。確かに、裁判官の雇い主は国ですが、その雇い主である国を負けさせる判決を出させるためには、世の中の多数が国を負けさせる判決を支持するという状況にならなければ、我々が勝訴することは難しいということなのでした。

支援の中心にいて、水俣病裁判の支援も続けてきてきた北岡秀郎氏から「加害企業チッソの責任を認め、患者を勝訴させた裁判長は某県の支部に異動させられた」「その後も患者を勝訴させた裁判官の殆どは定年直前の人ばかりだ」と聞いていました。そして、「世論を作るのは被害者である原告しかいない。支援はするが、代わりは出来ない」と突き放されました。

裁判官も人間です。決意と覚悟のいる判決もあることでしょう。一連のことを知ってから

「どんな集まりでも支援してくれる人たちが準備した集まりには参加して、自分をさらけ出して訴えることにしよう」と、再度、溝口製次と決意を固めたのでした。

支援の集会のひろがり

裁判の提訴を受け、各地で支援組織が発足し始めました。地元の熊本が提訴後、半年も経たない一九九八年十二月十一日、熊本市で支援組織を立ち上げ、翌日には大分が、その後鹿児島がと次々に結成していきました。その少し後に福岡でも支援する人たちが集まりました。

熊本の支援する会が最初に取り組んだ集会は、熊本市民会館の大会議室での集会で、映画『あつい壁』を観た後に、私が話をするというものでしたが、そこには百人ほどが集まりました。ハンセン病問題について、これほど多くの一般市民が集まってくれたことに感動しました。そして、過酷な差別に苦しんできた立場からすると、原告を支援しようと来場してくれた人たちに直接会えるということも非常に新鮮でした。

提訴から少し時間をおいて、最初の裁判（口頭弁論）に合わせて、熊本県立劇場地階の大会議室で集会が開かれ、そこでは福岡の林力九州産業大学教授が講演しました。学者としての立場からではなく、『らい者の息子として』という題で話されたと記憶しています。この時は、市民会館で開催した時の二倍以上参加があったそうです。

裁判期日の度に、駆けつける市民の数も増えていきましたが、入所者、特に菊池恵楓園から参加する人は思うように増えませんでした。地元の熊本地裁に提訴したことが原因で注目され、偏見や差別を恐れる療友たちの気持ちを不安や複雑にさせたのかもしれません。そのような中でも、支援する会が裁判が開かれる度に、その内容、中でも証人尋問などは、その内容までをプリントして園内全戸に配布してくれたおかげで、少しずつ園内の参加者が増えていったことが心強くありました。

特に大谷藤郎証人のプリントは、入所者が〝ひったくるように受け取ってくれた〟と聞きました。当時の園長は頑固な裁判反対派でしたし、入所者自治会も入所者の意見が裁判に好意的でないものが少なくない中で、支援を一本化できないという事情もあったのです。そのような状況では、支援の会が発行するプリントも一人ひとり手渡しで配布するほかに手段がありませんでした。当時七百人以上いた入所者で配付されたプリントを受け取らなかった人は、僅か二、三人だったと聞いています。つまり、裁判に賛成していない入所者も決して無関心だったわけではなかったのです。

プリントを発行し続けるだけでもエネルギーを要することなのに、一人ひとりに手渡す作業もそれはそれは大変なことだったと思うのです。しかも、その間にも頻繁に、市民団体などにもハンセン病問題や裁判問題を学ぶ集会を開催していたのです。話をする原告も溝口と私の二人から少し増え、こうした活動が裁判の期間中絶えることなく続けられました。

弁護団のてこ入れもあって、原告の人数も西日本各地の療養所からも多くの参加があり、東日本の療養所の入所者は東京地裁に、瀬戸内海沿岸の療養所は岡山地裁にそれぞれ提訴しました。以降、三地裁での裁判の運動がその気運を全国に広げる役割を果たしました。その中でも、東京の提訴は決定的に重要なポイントになりました。

結審から判決へ

裁判中の様々なことは、判決後に出版された『ハンセン病違憲国賠訴訟』の中に詳述されていますので、正式な評価はそちらに譲って、ここでは個人的な感想を述べたいと思います。集会というものは、その時々の世論の実態を表し、そして参加者の数には特にその熱量が反映されるのではないかと思います。

第一回期日の集会については前述しましたが、その後も裁判の度に集会は開かれていました。次の節目は、結審前夜集会となりました。会場は席が千を超える熊本県立劇場の演劇ホール、人が集まってくれるかどうか、私には全く見当もつきませんでした。東京での裁判を闘ってくれている仲間や瀬戸内訴訟の仲間が、駆けつけてくれるとすれば半分は席が埋まる、そのくらいの気持ちでいました。

各地の原告の訴えはいずれも共感するものですが、この日は群馬県草津の栗生楽泉園の谺雄二氏の詩『ライは長い旅だから』が朗読されました。熊本の役者が朗読しましたが、詩というものが心を揺り動かす力を持っていることに感動しました。この日の会場は支援の人たちの素晴らしい演出力の支えもあり、満席で立ち見も出るほどの盛況ぶりでした。世論の広がりを実感した一日でしたが、その熱量を感じた私は、翌日の結審に向けて発言準備に注意を向けることも忘れそうになるほど興奮を覚えました。

結審というものは、最終弁論を終えて、裁判所が「結審」宣告するものらしいのです。そして、最終弁論はこれまでの総まとめの発言が続き、その間に弁護士が入れ替わり発言します。この裁判が何故起こされ、審理の中で何が立証され、何が明らかになったのか、文字通り総まとめの発言です。私は発言することになっていたので、自分が被害を受けるに至った経緯に止まらず、原告全員のことを広く語るように心掛けました。いつものことですが、今回も発言を終えて「あれも言えば良かった、これも忘れていた」と気になっていたのですが、原告の数人から「良かった」「自分が言いたいことを言ってくれた」などの言葉をもらい、ほっと安心した一方で自分の力の及ばなさを痛感したのでした。

結審を終えたら、次は判決になります。判決までは少し間があるので一休みかと思っていたところ、弁護士から「判決で勝利を得るためには、もっと多くの原告が必要」と、さらに加えて「裁判が一部の入所者のものだけではなく、圧倒的多数の入所者の総意に基づくもので、この裁判に期待と希望を寄せているということを、事実を持って裁判所に伝えることが必要だ。それには極力多くの原告を集めることだ」と告げられました。

なるほど、国を相手にする裁判に勝つためには「多数派」にならなければ、裁判官は安心して判決を書けないのか、とも思っていました。

その頃になると、園内には少しずつ〝裁判は勝つのではないか〟という空気が広がっていきました。しかし、相変わらず園長は裁判に批判的で、かつて溝口さんに「裁判をするなら園を出てやってくれ」と言ったことも入所者には伝わっていました。かつては、入所者一人ひとりに勧誘して回っても、賛成してくれても最後の一線を超えられない入所者が少なくありませんでしたが、以前全療協会長を務め知名度のあった菅野さんや文化活動などで著名な入所者が裁判に踏み切ったことで、入所者の裁判に対する警戒心が少なくなり、そこから相当数の人たちが一線を越えて参加するようになりました。そして、園長が反対でも、過半数の参加があれば簡単には手出しはできないことが確信になっていきました。こうして私たちは園内でも少数派を脱することが出来たのです。

勝訴に向けて「公正判決要請署名」を呼びかけることになりました。私たちは今まで様々な署名活動に取り組んだことはありましたが、療養所の内外を問わず数万人規模の活動ということは未経験でした。署名は世論を反映しているものだとも言われますが、これまで世の中から散々差別され、孤立せざるを得ない状況の中で生きてきた集団である私たちが、どんなに頑張っても一、二万筆が精一杯ではないかと思っていましたし、過去にもそのような数字は到底経験したこともないものでした。

判決前夜集会で発表された最終的な数は、十二万筆超えという予想や期待を大きく上回るも

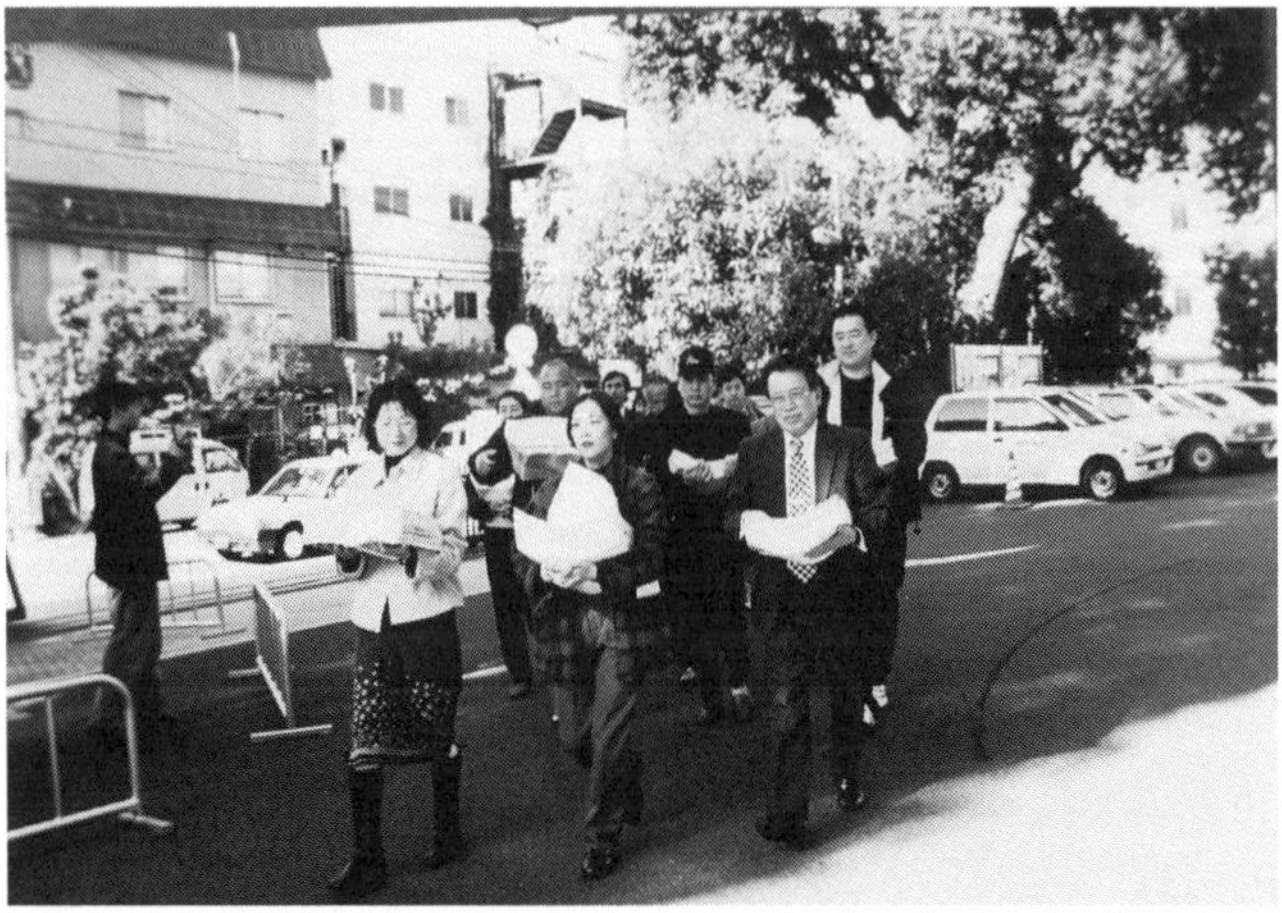

ハンセン病違憲国賠訴訟の公正な判決を求めて 10 万筆を超える署名が裁判所に提出された。

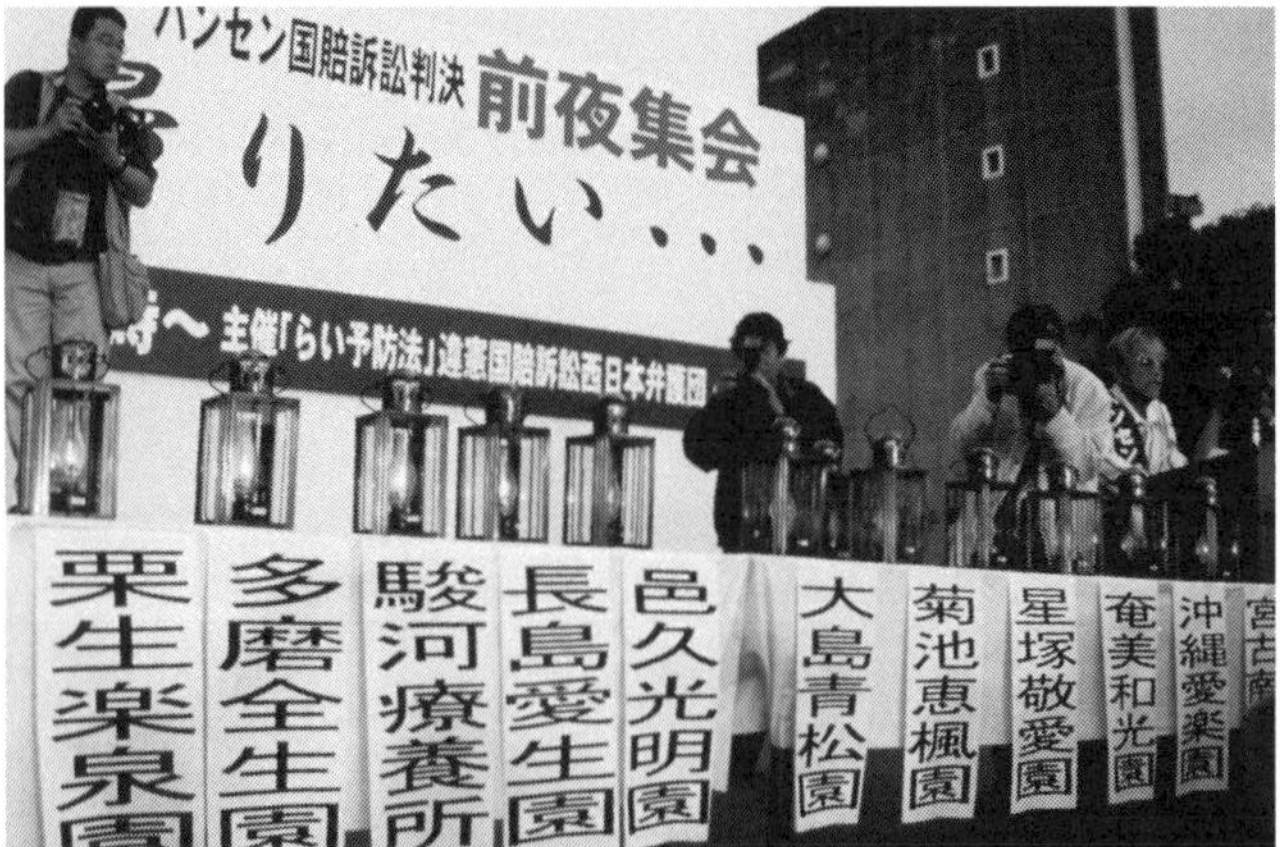

判決前夜集会。全国の各療養所の納骨堂で採火された蝋燭の灯がランタンに点火され演台に並べられた。熊本市白川公園。

のだったのです。そこにどんな人たちが署名してくれたのか想像さえ出来ませんでしたが、心強い応援団がついてくれているように思えました。その署名は裁判所に届けられたのでした。

集団訴訟では恒例のことらしい判決前日の集会を、熊本支援の会も行うことになりました。結審前夜集会が千人であれば、判決前夜は二千人だということで、それだけの大人数となると会場の手配も難しく、結局、熊本市内中心部の公園で行うことになりました。

熊本で開かれる集会は開催の度に参加者が倍増するように伸びていましたが、それでも私は結審前夜集会の千人が限界だと思っていましたから、更に大きな波になっていくような様子を冗談のようにしか捉えられませんでしたし、調子に乗って広い公園で開催してパラパラとしか人が集まらなかったら、かえって世論に悪影響を与えはしないかと不安を抱いたりしました。支援の会のメンバーに「本気なのか?」と尋ねても、「やってみなきゃわからないよ」と平然と答えが返ってくるだけで、その落ち着き払った様子、その神経は私には理解できないものでした。しかし、その裏では「あまり見苦しいものにするわけにはいかない」と、原告にはハッパをかけ、色々な団体や労組に必死で頼みに駆け回っていたそうです。その姿に触発されて、日頃裏に隠れるようにしていた原告も、それぞれが工夫しながら友人知人に参加を頼んだりしました。

この集会で支援の会は驚くような演出を用意していました。それは〝全国の療養所の納骨堂の灯を集める〟というものでした。どうやって運んでくるのかが気になったので尋ねると、

「カイロに移して運ぶ」と言うのでした。立場上、私は青森から沖縄の宮古島まで広がる全国の療養所の自治会に電話をかけて頼んだのですが、沖縄の方からは「沖縄にカイロなんかあるか」と怒られたりもしました。そんなこともありましたが、恵楓園に各療養所の納骨堂で点火されたロウソクを送ってもらい、改めて園の納骨堂で点火して、十三基のランタンに入れ、前夜集会会場の白川公園まで歩いて運ぶことになりました。この十三という数は全国にある国立療養所の数を意味します。会場までの道のりは、かつて恵楓園に収容された多くの患者が運ばれたルートを逆に辿るもので、この強制収容を裁こうとする裁判の終盤に当たって最も象徴的なものになると感じました。

会場には夕暮れが迫り、灯のともった十三基のランタンが演壇の机上に並ぶ中、一つになった全国の療養所に暮らす療友の気持ちを間近に感じられる瞬間を迎えました。

会場には、私たちの心配をよそに、準備された参加者への配付資料二千部が無くなった後も、続々と来場する人の姿があるのでした。

その情景は、私に「世論は変わりつつある」と確信をもたらしてくれたのでした。

判決から判決確定へ

二〇〇一年五月十一日、熊本地裁で判決が下されました。勝利を確信はしていたものの判決が出るまでは、と、一抹の不安が拭えませんでした。日頃、神を信じることのない私ですが、

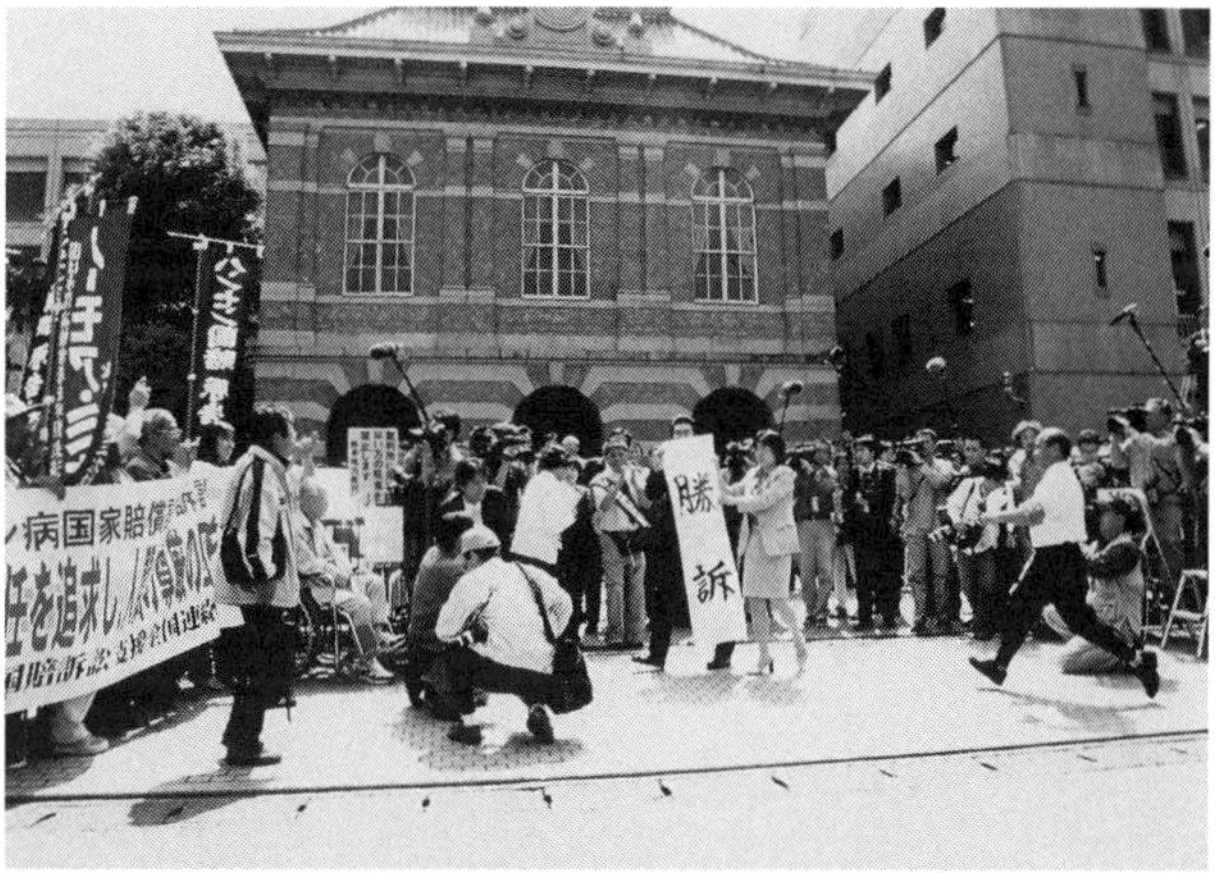

ハンセン病違憲国賠訴訟勝訴判決の瞬間。熊本地裁前。

その日の朝は、部屋を出る時には神に祈りたい気持ちになりました。もし負けた場合には、鞄の中の我が子「操」の位牌を出すわけにはいかないとも思っていました。ある原告は判決に当たって下着をすべて新品に着替えて臨み、万が一敗訴の場合、そのまま裁判所の屋上から飛び降りて自死する覚悟でいたそうです。多くの原告にとって、謂われ無き療養生活を強制された思いを込めた一世一代の裁判だったのです。

判決は静まりかえった法廷で淡々と読み上げられていきました。私には勝ったという事実は分かったのですが、この判決文は私の頭上を風のように通り過ぎていっているようで、何とも実感が湧いてきませんでした。涙も出ませんでした。

弁護士がドアを開け滑り出ていく姿が目の隅に入りました。その手には、法廷に入ることが出来ずに、裁判所の前で信じて待っている人たちに伝える「勝訴」の垂れ幕が握られていました。すると、大きな拍手でも沸き起こったのでしょうか、法廷の外のざわめきが中にいる私の耳にも届きました。それでも、あれほど精魂を傾けて取り組んできた裁判の勝利というものを実感できず、皆のその歓声や拍手を耳にして暫く経ってから、じわじわと勝利の実感を感じたのです。

こんな調子でしたので、実は法廷を出てマスコミに取り囲まれた時に何を話したのか覚えていないのです。きっと、しどろもどろにしか話せなかったのではないかと思います。かっこいい決め台詞を期待されていたかもしれませんが、申し訳なかったです。

原告代表は、裁判所から直ちに恵楓園に帰って、納骨堂に報告しました。鬼籍に入った仲間たちも待ち望んでいたはずの知らせを持ち帰ることができ、安心しました。

その頃、支援の会は勝訴判決のニュース号外と判決要旨を印刷して、園内の各戸に配布をしていました。地元紙の夕刊よりも速い仕事ぶりに、息を殺して知らせを待っていた療友たちは奪うように受け取って目を通していました。そして、沈黙していたようでも静かに注目していてくれていた彼らは、テレビでは報道されない判決要旨を知りたかったようでした。

首相官邸前の攻防

私たちは、判決後直ぐに上京することになりました。国に勝訴したからには、判決を確定させなければならない、控訴させてはならない、そのための交渉に入ったのです。

幸いなことに、マスコミは私たち原告に好意的で、「控訴は良くない」という論調で一致していました。

与野党内でも両論あったようですが、官僚サイドでは行政（国）が被告となった裁判で敗訴したものでは「上級審の審判を仰ぐ」ということがセオリーとされているので、マスコミの情報も「控訴ありき。場合によっては高裁で和解」というものが大方でした。

私たちには「それでは年老いた原告や療友の救済にはならない」という固い決意と「官僚主導の厚労省では、療養所所管の役所であっても控訴断念の決断は出来ない」との判断がありました。

その後も新聞などでは「厚労省は控訴して和解の方針を固めた」などと報じていましたので、誰もが大きな流れはそうなるのであろうと思っていたのでしょうが、私たちは絶対に諦めるわけにはいきません。そのための控訴断念には政治決断しか残されていなかったのです。

そこで、上京中のメンバーを首相官邸前に集め、先頭に全療協の幹部が立ちました。その姿は大変心強く、療養所で暮らす全ての療友の代表として、彼らは堂々と首相官邸前に立ったのでした。

一方、弁護団はあらゆる伝手を頼って、当時の小泉純一郎首相に面会を求めていました。もし、実現すれば控訴断念は現実のものとなると踏んだのです。

その後、急転直下で面会が決まり、急いでその場へ臨むメンバーを選ぶことになりました。

恵楓園からは上京していた女性のHさんが入ることになりました。その場で、彼女は「自分は長女だが、実家では既に妹に婿を迎えてあり帰る家はない。ただ別れた母親に会いたい」と訴えました。総理が涙したかは定かではありませんが、「総理を泣かせた女」と、その後、彼女は園内では少し有名になりました。

この面会の直後、小泉総理大臣は「極めて異例ではあるが」と前置きしながら「控訴断念」を発表しました。当然、政治的な思惑があったのでしょうが、これまで経験したこともないような懸命な運動の積み重ねで、世論を動かしてきたことは決して無駄ではなく、「やっと国に勝った」と、弁護士会館の一室で待機していた私は実感したのでした。周りを見ると、他の園からの参加者も涙を流して喜んでいました。

控訴断念の土産を携えて熊本空港に降り立った時、歓迎の人垣がありました。ようやくその人垣を抜けて車に乗ろうと向かった駐車場の係員が「良かったですね」と、にっこり微笑んでくれました。それが殊の外嬉しく感じました。

東京では、原告以外の入所者の救済についての交渉が続いていました。そして高齢化という入所者の現状を鑑みて、急ぎ救済法を成立させることになりました。判決対象以外の原告は判決と同様に救済することとして、他の人は補償法によるか、一度提訴して和解するかの二者択一となりました。結果的に、殆どの人が提訴する方を選びました。法による救済も和解による救済も受け取る金額は同じなのですが、それでも裁判による和解を選択したのは、そこには国の謝罪の上での補償があるからなのでした。金額は同じでも、その性質が全く違うということが、皆の受け止め方だったと言えるでしょう。

それから始まった補償手続きは煩雑なものでしたから、書類を作成するという作業に慣れていない入所者にとっては難儀なものでした。そんな不慣れな入所者数百人が作成しようと一気に殺到したので、それに対応するために園内の面会人宿泊所を数部屋借りて作業に入りましたが、とても手が足りず部屋毎に支援の会の人にもサポートとして手伝ってもらうことになりました。作成される書類の中身は非常に秘密性の高い個人情報ですので、一人ひとり個室で行われました。聞き取りを終えたものは順に弁護士に回されて、確認の上、委任状が作成されるという流れでした。原告幹部は、入所者が一度に殺到して混乱することを避けるために人員整理の役目でした。この怒濤の書類作成の日々にはひと月を以上を要したのでした。

その後の交渉で、国との協議の場を継続して持つことや、今後、判決確定の日に記念式典を挙行することなども決まっていきました。その後、それらはきちんと実行されています。

（二）黒川温泉事件のこと

私たちが四大事件と呼んでいる本妙寺事件、菊池事件、黒髪小学校事件と並ぶ黒川温泉事件が起きたのは、勝訴判決後の二〇〇三（平成十五）年のことでした。熊本県が入所者に対し「ふるさと訪問事業」として宿泊予約していた黒川温泉の㈱アイスター経営のアイレディース宮殿黒川温泉ホテルから、直前になって恵楓園入所者であることを理由に宿泊を拒否されたのです。

黒川温泉は、阿蘇山系に幾つもある温泉郷の中でも、福岡からのアクセスもよく人気も高く、大規模なホテルもありますが、比較的個人客を対象とした小規模の旅館やホテルが多くあるところです。

この宿泊計画は、先述したように熊本県が毎年計画実施している「ふるさと訪問事業」という熊本県出身者を対象にしたものでした。もっとも、「ふるさと訪問」とはいっても、実際に故郷に連れて行ってくれるというものではなく、県内の観光地への一泊旅行です。昔は園外に出るということは逃走を除いてありませんでしたが、園が所有するバスや船で人気のない高原や無人島へレクリエーションとして出かけていました。予防法廃止後から、いくつかの県が「ふるさと訪問事業」を実施していました。

これは毎年行われている熊本県の事業で、例年通りに県の担当者が予約を入れていたのでした。

期日が近づき、ホテルは準備のために宿泊者の氏名や性別などの問い合わせを行う中で、利用者が恵楓園の入所者だと知ったのです。その上で、ホテルはハンセン病を理由に、東京にある本社の指示を受け、宿泊を断ってきました。入所者自治会は、黒川地区の温泉組合や同ホテルに出向いて、利用者全てが完治しているので感染の恐れは全くないこと、宿泊拒否は違法（旅館業法）であり、偏見・差別に当たることなどを懇切丁寧に説明し、そのホテル以外には理解を得られました。

当時の潮谷義子熊本県知事も、明白な差別事件として怒りの談話を発表しました。

孤立したホテルは支配人らが「謝罪」と称して恵楓園を訪れました。園内のやすらぎ会館ホールで読み上げられたその文書は、題名こそ「謝罪」とあるものの、内容は「宿泊拒否の判断は本社の指示ではなく現地支配人の独断。熊本県が利用者を恵楓園の入所者と伝えていなかったのが悪い」というもので、ハンセン病への理解も入所者への謝罪もないものでした。当然のことながら、自治会はそれを受け取りませんでした。

ところが、翌日の新聞を見て愕然としたのです。「自治会がホテルの謝罪を拒否」という見出しが躍っていたからです。途端に、電話、メール、はがき、手紙が園や自治会に殺到しました。そこには、「何様だ！」「温泉に入るより棺桶に入れ！」「おとなしくしておれ！」「税金泥棒！」等々、書くことも憚られるような文言が押し寄せてきたのです。

それらは千通を超えていました。

一斉に世論が牙を剥きだしたのだと思いました。

「世論は、私たちに温泉に入るという細やかな願いさえ許してはくれない」と暗澹《あんたん》たる気持ちを抱かされ、それを払拭することは難しいものでした。

しかし、同時に励ましや「頑張れ」という応援の手紙なども、それと同じくらい多く寄せられました。その中の多くは、交流したことのある中学生や高校生からのものでした。そこには、未来に一筋の希望を見出させてくれるものを感じていました。


他の園と同様に恵楓園にも、ボランティアで清掃や慰問に訪れる人たちは決して少なくありません。時には著名人も訪れることがあります。その中身は、社会の病理の問題として理解して活動に参加する人、境遇に同情してくれる人、研修などで訪れる人など様々です。それでも社会は、私たちが寝た子を起こさぬようにと、黙って大人しくしている間は同情もしてくれますが、一度行動を起こすと、それが温泉を楽しむという細やかなものであっても手のひらを返すような動きを見せるのです。

送られた手紙の殆どは住所も名前も記されていないものでしたから返事の出しようもありませんでしたが、そこに長年積み重なってきた偏見・差別の根深さが想像を絶するほど深いということを感じるのでした。

(三) 家族訴訟のこと

入所者の多くは家族との連絡を絶っている状態にありますが、中には、農家の出身で農繁期には自分がいないと家族の生活が出来ないと、脱走しては田植えや収穫の手伝いに行き、園に帰って来ては監禁室にということを繰り返す人もいました。それはほんの一握りの人の話で、多くの入所者は面会もなく、家族や子どもに自分という存在は「死んだ」と言い聞かせて、この世にいない者とされている人が多くいました。

家に患者が出ると、その家族は「らい家」とされ、家族ぐるみで差別の対象になってしまうことを恐れ、家族に累が及ぶことをなんとしても避けようと、患者となった入所者は怒りや不安を我慢し、押し殺すのです。

患者自身の家族を守ろうという思いとはまた別に、残された家族は患者を元々家族ではなかったと存在を否定することで、その家族そのものを守ろうとしました。

二〇〇一年の違憲国賠訴訟の勝利と国の謝罪の結果、多少の効果はあったのでしょうが、それでも結婚や就職、また日常においても「患者を隠す」というような不都合が生じる場合が未だにあるのです。それを証明するかのように、違憲国賠訴訟でも家族への影響を慮って匿名で通した原告が殆どだったのです。

このような経緯から、家族として独自に国に損害賠償を求める裁判の提起までに、国賠訴訟判決から十五年もの時間を要しました。十五年というその年月の長さからも、家族の受けた被害の深刻さの一端を伺うことが出来るのではないでしょうか。

ともあれ、二〇一六年に家族訴訟として提訴されました。

原告は、五百人超にのぼりましたが、勿論、その数は極々一部に過ぎないものなのです。入所者の数は数万人に及ぶというのに、家族がその数より少ないということはあり得ません。そして、現在生存している家族の数だけでも一万人は超えているはずなのですから、多くの家族は今となっても、患者を亡き者とし、或いは世間に隠しながら、一言も口にすることなく墓場まで持って行こうとしているのでしょう。そうした中で名乗りを上げた人たちには、よく決断してくれたと感服しているのです。

原告らが共通して訴えていたのは「家族という感覚を知らない」という、私には想像できない被害でした。確かに、患者の出た家族がその後バラバラになってしまったという例は数知れません。共に暮らせる日が来ても、それはまるで「知人と共同生活をしている」という感じらしいのです。「家族」という一番身近な存在を取り戻せない被害者が確かに存在するのです。

二〇一九年、この訴訟は勝訴しました。政府は姑息な手段で言い訳しながら「政府声明」という謝罪をし、控訴は行いませんでした。その後の交渉で判決額を上回る金員が支払われることになりました。

これをきっかけに、「家族」が、本来の家族へと少しずつでも近づくことを私は願っています。

（四）菊池事件について

菊池事件そのものについては、本書・補章の検証会議における私の陳述書に記載されていることであり繰り返しませんが、この事件は冤罪事件だと強く確信しています。

私の陳述後のことについて記しておきたいと思います。

大きな動きがありました。

陳述書では最高裁の死刑判決が確定後、三回の再審請求が行われたことを述べていました。その三回目の再審請求が棄却されたのは、一九六二年九月十三日。法務大臣が死刑執行指揮書に押印したのは前々日の十一日。つまり再審請求中に十四日の死刑執行を命じているのです。これは極めて異例なことです。

記しておきたいこととは別件なのですが、死刑執行後も「何とか再審を実現させ、故人の名誉回復を図りたい」と様々な努力が為されてきました。その中で、最もネックになったことは遺族が再審請求に踏み切れなかったことです。再審の実現は、針に糸を通すことより難しく長い時間が必要となります。その間、遺族は社会的に「殺人罪犯人の遺族」として扱われることになります。更にその原因にハンセン病が絡んでいるとされては、二重三重の偏見・差別の中に置かれることになるのです。事件から半世紀経過して、やっと世間の関心も薄れたところに、またもや蒸し返されるのは遺族にとって残酷なことになってしまいます。当時、弁護に当たった弁護士も再審を申し立てることに反対したと聞きました。それも当事者を直接知る者にとってはあり得ることでしょうが、私にとって他人事ではないのです。

何しろ、私は死刑執行の前日まで面会を続けていた関係者なのですから。しかしそれでも国の規則によって、再審請求できるのは本人、配偶者、直系の家族に限られるというのですから、私には再審請求の権利はないということになるのです。

私たち入所者は「園長を父とする大きな家族と思え」と、ずっと言われてきました。いわゆるパターナリズムです。しかし、ここにきて「家族ではない」と言われます。この国の示すご都合主義は、もう大概にしてほしいと強く思っているのです。

弁護士によると、この場合での再審を可能にするには検察にその権利があるのだそうです。かつて判決後に真犯人が自白し、検察が再審請求したという事例を聞いたことがあります。ですから、公益の代表者である検察は菊池事件ほど明白な冤罪事件の再審を申し立てるべきだと思いました。

そこで、検察に再審を申し立てるよう求めることを決断し、七万五千人ほどの署名を添えて再審の申し立てを実行に移しました。

その後、最高裁判所が「菊池恵楓園など療養所で開いた特別法廷は適切ではなかった」と謝罪しました。適切でなかった法廷で裁かれた裁判ならば、再審請求の理由となるのではないかと思いましたが、検察からは「特別法廷に関与したことは謝罪するが、再審の申し立てはしない」という何ら内容の変わらない通知が届き、〝そんなバカな〟と歯噛みするような思いがしました。

五ヶ月後、私たち原告六人は「検察が再審を申し立てなかったことに大いに傷つき損害を受けた」として、熊本地裁に国を被告とする損害賠償請求訴訟を起こしました。これが「菊池事件国賠訴訟」です。再審に向けては大変な変化球でしょうが、私は「この訴訟に勝つことが出来れば、検察は再審請求せざる得なくなるはずだ」と踏んだのです。

二〇二〇年二月二十六日、判決が言い渡されました。結論は、「請求棄却」。即ち、敗訴でした。

しかし、その判決理由の中に極めて重要な論述が成されていました。

「菊池事件における開廷場所指定は、本件被告人がハンセン病患者であることを理由として行われた合理性を欠く差別であり、憲法十四条一項に違反する」「開廷場所指定及び審理を総体としてみると、ハンセン病に対する偏見・差別に基づき本件被告人の人格権を侵害したものとして、憲法十三条にも違反する」更に加えて「憲法三十七条一項及び八十二条一項（裁判公開の原則）に違反する疑いがある」としていました。この判決では、菊池事件の裁判はボロボロだった、そして憲法違反のオンパレードだったと言っているようなものです。これは最高裁判所の謝罪談話よりも更に深く踏み込んでいると受け止められます。

私たち原告は、「この裁判で敗訴したことは間違いないが、再審に向け大きな武器を与えられた」と評価し、控訴しないことを決めました。それは控訴しても、これ以上の判決を次の段階となる福岡高裁が書いてくれることはあり得ないと思ったからなのです。

勿論、菊池事件はこれからが本番になります。再審請求を何としても成し遂げなければなりません。それが可能になれば、この判決は再審裁判においてこの上ない力となっていくのです。

（五）歩みを振り返って

思えば私もいろいろな経験をしてきたものです。ハンセン病の裁判を通して、外国の仲間と交流するということなどは、私の人生において思いがけないことでした。それは韓国のソロクト療養所、台湾の楽生院療養所のことです。どちらも日本が占領していた時代に日本が作ったハンセン病療養所で、今も存在し、日本の統治時代に収容された人々が住み続けていることを、不覚にも知りませんでした。

その両療養所の仲間たちも、勝訴した私たちの違憲国賠訴訟を追いかけるように提訴しました。

外国人の訴訟は東京地裁で審理するそうです。老齢の身の私は応援も思うに任せないような状態でしたが、原告代表を恵楓園に招くことが出来ました。彼らもハンセン病自体は完治しているのですが、私たちと同じように様々な後遺症を抱えていました。園内の宿泊施設の広間で一晩飲み交わしました。お互いに言葉は通じなくても同じ境遇の身ということもあってか、十分分かり合うことが出来ました。恵楓園にも朝鮮半島出身者や中国大陸出身者もいましたから、考えてみると国際的なところであったのだと気づきました。

東京地裁での彼らへの判決は、勝訴と敗訴と双方の結果が出ましたが、最終的に救済法の対象に加える形での決着となり、同じ救済を受けることになりました。その間、多くの弁護士や支援者、原告の仲間たちが韓国や台湾に通い、訴訟に向けて取り組みました。私も誘われましたが、入退院を繰り返す身では迷惑をかけてしまうのではと遠慮しました。

ここ恵楓園に子どもの頃に父親に連れて来られて、半世紀を優に超える時が流れました。途中、一時期「軽快退所」して社会生活も経験しました。それでも結局、ここに帰らざるを得ませんでした。今では、入所後一度も園から出たことのない人たちと大差ありません。

生まれ育ったところを「ふるさと」と呼びますが、最終的に帰ってくるところも「ふるさと」なのかもしれません。

妻を亡くしてからは一人暮らしを続けています。八十歳代の半ばを過ぎると、時折、古き時代が思い出されます。良くも悪くも行動を共にしてきた仲間の多くが鬼籍に入り、園に残る人も二百人を割りました。

今から新しく何かをやろうという齢ではなくなりましたが、思い残すことがあります。私と同じ年の平成天皇は退位されました。しかし、原告も入所者自治会も、定年もなければ退位もありません。困ったものです。困ったものではありますが、菊池事件の行く末だけは見届けたいと思っています。

かつて、岡山の長島愛生園で光田健輔の下、患者狩りに精力を傾けた小川正子医師は、自らの小説『小島の春』の最後を、瀬戸内に沈む夕陽を見ながら、らい患者が一掃された後の夕陽は「美しいだろうなあ」と結びました。

恵楓園の自室からは流石に無理ですが、園の少し外れから東の方を見ると阿蘇の連山が目に入ります。寒い折、山頂に雪を被ったりすると、それは一段と映えて見えます。

菊池事件の再審が叶い、国家権力の犯罪の真相が明らかになった時、阿蘇の連山は「美しいだろうなあ」と私は結ぶことでしょう。

補章

◉病床日記
◉第十八回検証会議——陳述書
◉父のこと

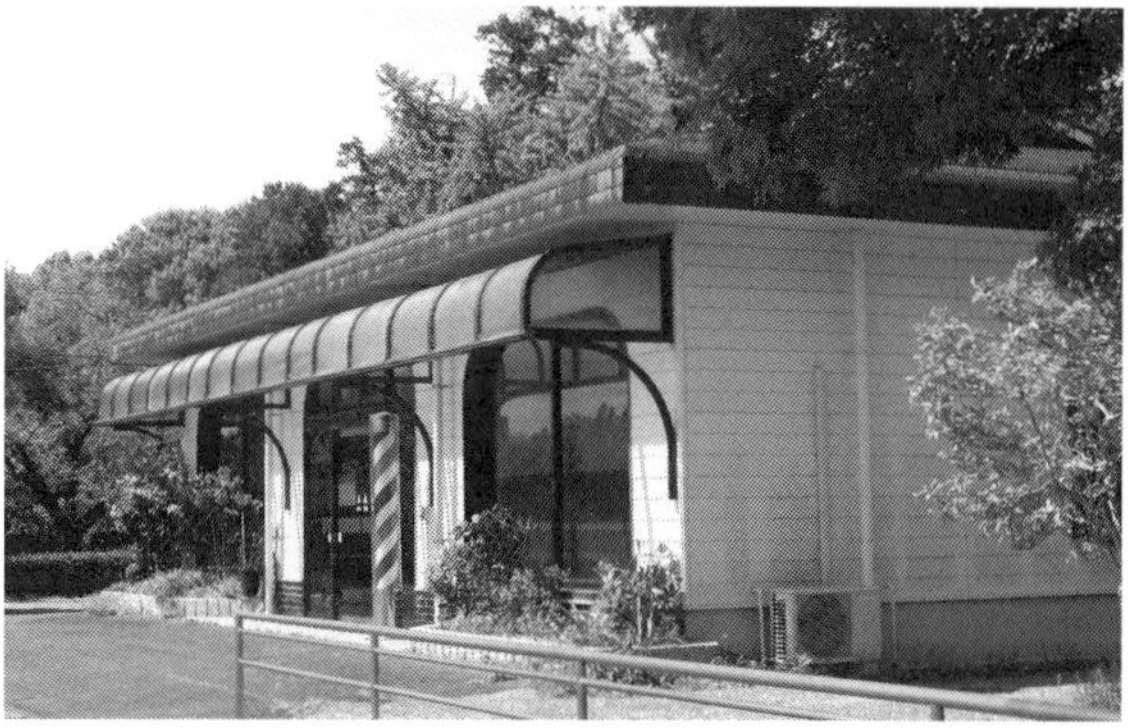

理髪店。療養所は「出口のない社会」であった。理髪店も商店も不可欠で、当初は患者作業であったが、今は業者委託。商店は最近までスーパーマーケットがあったが入所者の減少でコンビニになった。

◉病床日記

病床日記（一）

某月某日

第二病棟個室22号に落ち着いた。入院案内がある。

【三食事について】朝食……七時　昼食……十一時　夕食……十六時

夕食が十六時ではいくらなんでも早すぎる。医学的には、なんら不都合も無いかもしれないが、読んだだけでもストレスが強まってくる。ということは心的肉体的に影響があるということではないか。また夕方四時から翌朝七時まで十五時間も食べないことがベターだとは考えられない。

【冷暖房について】

冷房使用期間　七月一日～九月三十日　暖房使用期間十二月一日～三月三十一日

冷暖房とも若干使用期間の変動があります。冷暖房とも六時～二十一時まで作動します。また、外気温によって延長することもあります。温度は室内で調節できますので職員にお申し付けください。

入所者の集約化で第一センターに続き第二センターでは、二十四時間空調が実現している。病棟の二十四時間空調はいつになったら実現するのであろうか。

第五センターの完成を待つのではなく並行して整備しなければ、気候変動の激しい現状から病棟が置き去りになる危険性がある。消灯時に看護師が「暖房はどうしましょうか?」と聞くので、「出来たら続けてください」と言ったら、十九度でよかったらということで空調が朝まで使用できた。入院の予定が考えていたより長くなり、三週間の予定と執刀医から知らされた。術後の安静ということである。

某月某日
〈菊池恵楓園の将来構想シンポジウム～わたしたちにできること〉が恵楓会館において開催された。自治会長挨拶、園長挨拶、合志市長報告に続き各界の意見表明で自治会代表として私が報告を行ったが、病棟から外出しての発表で、平凡な報告で終わってしまった。各界七分という制約はきついものがあった。徳田弁護士にはわざわざ大分から来ていただいたのに、時間が押してきて短時間に終わったことは遺憾であった。時計を見たら三時半になっていたので、夕食が四時であるため、あわててパジャマに着替えて病棟へと帰った。
会場からの発言によると、保育所についてはかなり待機幼児がいるようである。市立の保育園は一か所も無く、財政難とはいっても緊急性が叫ばれる中では早急に看護学校跡地と建物の保育園への転用を確実にしなければならない。この看護学校跡地と建物については施設側の話によると、園の指針として本省にあげているが返事がないといい、市の方は園の指針が出ない以上先には進めないと、どちらも一見したところ正論に思えるが、どちらも本気で何かしようという熱意が感じられないというのが私の感じである。

正月でいささか美食に過ぎたためか病給食の薄味には閉口する。慣れるまでにはかなりの日時を要するようだ。栄養士がいて調理師がいて出来上がった給食であれば有り難く召し上がれというに違いない。

某月某日

明日の手術に備えてシャワー浴で磨き上げた。二十七回目の俎上の鯉となるが、小さくとも手術となればやはりそれなりの覚悟がいるものではある。これまでに二十六回俎上に上がった。二十七回目の俎上に上がる気持ちはいかがなものであろうか？　幸い笑顔の素敵な女医さんが執刀の予定です。

某月某日

手術室は改装されていて、無影灯もモダンな二機が取り付けられていたし、手術台と平行した壁には大きなモニターがあり、デジカメで手術部位や手術の進行状況が助手との共有が図られていた。手術前のモニターには手術する患部が映し出されていたのは見ることは出来たが、手術が始まってからはモニターを見ることが出来ず、「今どうなっているか」と助手の看護師に聞いたら、曰く「まな板で魚を料理していると思えばいいです」ときた。それならばとモニターを見たら心拍がおかしくなり、「どうかしましたか」と助手から声がかかった。やはり見てはならないものを見てしまったが、恐怖にも耐性が出来るのか、二度三度と垣間見たがやはり気持ちのいいものではなかった。「縫合が終わりました」との声に安堵してモニターを見たら、いつも私を苦しめ、憎たらしかった潰瘍がきれいに縫合されていて、思わず執刀医と助手を務めた3名の看護師に対して「有り難う」という言葉が素直に出ていた。心より感謝です。

某月某日

数日が過ぎ、縫合部の中にこれまでドレンが挿入されていたが、今回は縫合部とは別にドレンを出すという新しい手術の方法であった。今日四日目にドレンが抜かれた。ドレンが抜かれてほっとしている。抜糸は今のところ二週間後になるようであるが、今日は腫れも取れてきており、安静に努めて三週間の予定をクリアしたい。今、私が入室している部屋と研究検査棟との間には竹で編んだ御簾で仕切られている。その御簾で仕切られている辺りは、昔コンクリート塀が渡り廊下まで伸びていた。現在の研究検査棟のある場所には解剖室があり、その周囲は、外科手術等で切断された身体の一部や堕胎児や後産等を埋めた場所でもある。いずれにしても忌まわしい場所ではある。今は研究検査棟が建っており当時をしのぶことは出来ないが、心の中に消さずに残しておきたい。

某月某日

消灯が九時であるために中々寝付かれない。習い性となるというのはこういうことをいうのであろうか。たまに早く寝付いても朝方早く目が覚めてしまい、それから眠るという器用さは持ち合わせない。時計の針は午前二時をさしているが、すっかり目が覚めてしまい病床日記を書いている。本当は持ち込んでいる本を読みたいが、枕灯の灯かりではまもなく喜寿を迎える目では酷使も利かず、なすこともなくてパソコンに遊ばれている。

某月某日

ヘルペスそのものはとっくの昔に治ったけれど、もっと痛みが強くて眠れないし、やっと眠れても痛みで目が覚めたりもする。この痛みから何とか一刻も早く脱出したいのだが……。

某月某日

昨夜の寝不足もあってか、今日が七十七回目の誕生祭であることはすっかり忘れていたら、午後になって私の居住区である菊池寮C班の介護員さんの訪問を受けた。何事かと思いきやハッピーバースデーの合唱と相成り、ようやく思い出した。しかし、これまで生きてきたことが不思議であることは間違いないが、めでたいこととは考えにくい。「入棺適齢期」と言ってきた身にはどう考えてもめでたさとは違った感慨が沸いてくる。

時折、私がもしハンセン病で無かったらと思うことがある。小学校というより国民学校在学中は明けても暮れても、天皇のために死ねと教育され、何故天皇のために死ぬのが孝行なのか理解できなかったし、県立中学校に入学はしたけれども、成績は低空飛行もいいところで、社会人としては何が出来ていたのかと考えても思い当たらない。生き長らえていれば喜寿ともなるが、それがめでたいとは考えにくい。しかし友ありて喜寿を祝ってくれるという言葉は素直に受け入れたい。その日のためにも早く義足が付けられる足になってほしいと願うばかりである。

某月某日

ようやく一週間が過ぎた。安静の甲斐あってか術後の経過は良好のようである。今日はドクターの診察があり、「順調に経過しています」に嬉しくなった。明日は啓発が入っていたので先生に相談するといつもより大きく包帯が巻かれて、ズボンに足が通らないのでどうしたものかと案じていたら、ボランティアガイドのSさんから、会長が受けもってくれると聞いて安心した。感謝です、と。も一つ、今日はいいことがあった。眼科の診察を一週間延ばしてもらっていたので診察してもらったら、このところ視力が落ちたかと思っていたが0・9まで見えた。個室の電灯は照度が落ちていて新聞を読むのがやっとで、加齢のせいだと決め込んでいたが、そうばかりではないことが分かり安堵している。（つづく）

病床日記（二）

某月某日

手術から九日、順調に経過しているようで、明日は診察の必要がないと言われ安堵している。長い間自身の潰瘍を見ていて、手術してもだめかも知れないと思ったこともあったが、半分はやけ気味の手術の申し出ではあった。抜糸後に義足の型取りまでして帰ることまで話し合った。現在はすこぶる順調である、歩くまでには時間はかかるが、毎日外科交換に通わずに済めば、それは、有り難いことである。本日の病棟「並食」の夕食献立は「鰆煮付け・白菜中華風炒め・柿なます」であった。そこで「夕食です」と運んできた知り合いの看護師に「メインディッシュをあなたが食べたのでしょう」と言ったら、しばらく夕食を眺めながら、彼女の口をついて出た言葉に感動した。「こんな食事を食べていると長生きするんですね！」ときた。

鰆を一口食べたら、何故か先日羽田空港で食べた寿司を思い出した。特別な寿司ではなく、鉢盛の一八〇〇円也のにぎりと鉄火の盛り合わせだった。昼食も時間の都合で口に出来ず、四時過ぎのすし店には客も無く、われわれ三人でゆっくりと食することになった。東京は寿司がうまいと私は思っている。シャリは最高だし、ネタも良いがタマリ醤油がなお更、寿司の味を引き立てていると思っている。鰆も酒・みりん・醤油・生姜で煮付けたら食べられないことも無いが、結局、夕食はご飯と柿なますで済ませた。明日は体重を計るということになったが、体重に変化は無いと思うが、中性脂肪は少しは低下したのではと期待している。

某月某日

夕食前に体重を計った。昨日の看護師が言った長生き食のおかげで、病棟に来て二週間で体重が一キロ減少していた。誰に謝意を述べて良いのか分からないがスリムにはなった。

今年度の食費は一日九五〇円の概算要求がなされている。もうずいぶん前になるが、熊病に入院していたとき、夕食は六時であった。トレイは温かいところと冷たいところが分かれていて、温かいものは温かく、冷たいものは冷たく配食されていた。およそ十五年も前のことであるが、朝食は八時であった。絶対安静の私は時には朝食が十時近くにもなったが、それでも私にとっては有り難かった。

現在はセンター（不自由者棟）の整備に園を挙げて取り組んでいることではあるが、センターの整備と食の問題は別問題である。給食の改善は急務である。

現在、病棟の朝食は七時である。朝六時には病棟は騒がしくなる。朝寝坊の私には苦痛ではあるが、六時三十分には洗面を始めなければならない。病棟の食事が、朝食七時、昼食十一時、夕食四時では人権侵害に当たらないか調べてみたい。鯖の煮付けは食べない人が多いことも分かった。栄養士や調理師は作って出したものを全部食べてもらって初めて栄養計算が成立するものではないか。口に入らず、残飯に行くようでは栄養士の資格が泣くというものである。明日は診察である。現在までなんら問題はなく推移していると思うが、すべては診察待ちである。

某月某日

今日は見舞い客が多くて退屈せずに済んだ。もうだいぶ病棟に飽きてきた感じである。診察は順調であったので来週中には帰ることが出来るように祈りたい。今日もまた給食について書いておきたい。看護助手さんが「今日の給食はヘルシーメニューであります」とにこやかに言ってのけた。メタボのわが身にはヘルシーメニューが必要だと悟りきっております。

某月某日

昨日から神経痛で泣かされている。世の中は春間近というのに色気の無いことではある。今日は気になることを友人から聞いた。ここに来て肺炎を発症している者が出てきたということである。インフルエンザの発症もことなく済んだと思った矢先である。薬効により、元気で再会を果たしたい。私の術後であるが、縫合部はきれいで来週の早い時期に抜糸ができるかも知れない。狭いベッド生活が限界に近くなってきたようだ。あっちこっちが痛くて仕方が無い。

某月某日

週明けで診察を受けた。結果、抜糸は三週間の来週にしましょうということになった。長い間完治しなかった潰瘍だったために皮膚が角質化しており、角質化した皮膚の下に新しい皮膚が出来るまで若干時間がかかるということで来週になった。手術には園長も立ち会っておられたので今日は病棟に見えられて、「しっかりくっつくと良いですねー」ということであった。十一日には用事があるので十日までには帰りたいが抜糸までは何ともいえない。病棟も外科は気楽ではあるが、明日のことを考えると、憂鬱ではある。

某月某日

今日は園長回診があった、私が園長回診に遭遇したのは二回目である。第一回目は昭和二十五年頃、当時の園長は宮崎松記氏であった。明日は園長回診だということで回診前日から病棟は大変であった。念入りな掃除に始まり窓ガラス拭き・床頭台の整理等々、おんぼろの病棟は掃除の甲斐もなく見栄えのしないことではあった。

当日は尿器も室内には置かない等の注意まであったが、同診は担当医の短い申告で二言三言患者に声をかけて終わった。そんなことで園長回診を参勤交代と揶揄した。各科の医師全員と婦長のすべてが園長に従う行列は、まさしく参勤交代の様相であった。

某月某日

らい予防法違憲訴訟第一次原告のMさんを看取ったが、病状は一進一退を繰り返している。「おーい来たぞー」というと、「おお……」と力強く返事が返ってくることもあれば、反応がほとんど無いときもある。そんなときには「裁判所に行くぞー」と言うと、「おお……」と反応があったりもする。第一次原告も社会復帰したり、病気になったりで、私一人が何とか外来者との対応も取れているが、病床に居ると心許なくなってきたりもする。

某月某日

三週間が過ぎいよいよ抜糸の日が来た。縫合部にかさぶたが付いているが、「無理に剥がさずにおきましょう、新しい皮膚が出来てきていますが今日のところはこれくらいで……」ということであったが、「おめでとうございます」と例のスマイルで挨拶されて新鮮さを感じ取った。縫合部の完全な皮膚が出来てから義足の型取りをすることで、当分の間は外科交換に日参することになったが、私には、足先に春が来たようである。

◉第十八回検証会議——陳述書

1　私は、昭和八年一月二十三日佐賀県で生まれ、昭和二十三年三月二十三日に菊池恵楓園に入所しました。昭和三十七年に菌が陰性となり、昭和三十八年には社会復帰の準備をして、社会に出ました。

その後、治療のために平成二年から恵楓園に再入所して今日に至っています。菊池事件についてお話ししたいと思います。

2　昭和二十六年八月、△△宅にダイナマイトが投げ込まれる事件が起こりました。昭和二十七年六月、菊池恵楓園で開かれた熊本地裁の出張裁判で、Fさんが有罪の判決を受けました。その一週間後、Fさんは拘置所から逃げ出しました。それから三週間後の同年七月、△△が殺されるという事件が起きました。

Fさんが殺人事件の容疑者として逮捕されたと聞いて、私は、犯人かもしれんし、そうでないかもしれないと思いました。

3　昭和二十八年十二月から昭和二十九年八月二十九日まで、合計五回の公判が、恵楓園内での特設法廷及び、医療刑務所内での出張裁判が行われました。当時の自治会長の増重文さんと二人の入所者が出張裁判を見に行った時の事を話してくれました。増重文氏とは同室でありました。話によると、どうも様子がおかしいと言うのです。検察側証人として菊池署の警察官が証言したのですが、警察官が汗をふきふき、しどろもどろで傍聴席では何を言っているのか聞き取れないような弱々しい声での証言が続いたというのです。Fさんが堂々として「なんば言いよっとか。すらごと（嘘ごと）言うな。」と言っては、その都度静止させられていたが、どっちが犯人なのか判らず、警察が言っていることがおかしいのではないかと思うような裁判だったということで有りました。しかし、昭和二十八年八月二十九日、Fさんに死刑判決が言い渡されました。

4 これを受けて、Fさんの救援運動が自治会を中心に立ち上がりました。やがて全患協も「公正裁判」を求めて運動に立ち上がりました。

5 私が、Fさんに面会に行ったのは、音楽部の慰問演奏で刑務所に行った後からではなかったかと思います。よく面会に行くようになったのは、昭和三十五年頃からのことです。それ以前は、私が入退院を繰り返していましたので、文通をしていました。手紙の内容は、娘さんのことが中心であったように思います。事件には直接触れずに書いていたように思います。

面会のときには、Fさんは、いつもにこにこしていました。面会中は事件に関することを話すと、刑務所の職員に注意されるからということで、事件の話はあまりしませんでしたが、面会を重ねる中で殺人犯ではないと強く感じるようになりました。再審請求が却下された後、全患協は減刑運動で助けることが先だとの考えから、Fさんを説得しましたが、「減刑ということは、罪を認めることであり承服できない」ときっぱり断ったのであります。Fさんは、裁判所に対して絶大な信頼感を持っていたのです。裁判所ではきっと真実が明らかになると信じていました。「高裁に行けばきちんと調べてくれて無罪になる、最高裁に行けば今度こそ無罪にしてくれるだろう」と言っていたそうです。今日のこの陳述は本来Fさんに最も近い存在であった入江信さんが語ってくれるべきでありますが、体調を崩し私が代役を務めておりますが、その入江さんが語っていたFさんの裁判所に対し持つ信条はアリバイはなくとも、調べれば判る筈だという強い思い込みであったと話しておられました。

6　三回目の再審請求のときに、Fさんは初めてアリバイの主張をしました。それまでは、親族に迷惑をかけるからということでアリバイの主張はしていなかったのです。叔父さんにアリバイの証言を頼みました。アリバイの証言を頼むことさえ憚られる社会状況にあったことは、熊本地裁の判決でみなさんご存じのことと思います。昭和三十七年八月二十五日、二十六日に救う会本部を中心として四十数名が参加して現地調査が行われました。私も参加して、現場を見に行きました。この調査についてFさんに報告に行ったのですが、Fさんはにこにこして喜んでいました。同年十月にも、次の現地調査を行う計画が持ち上がっていました。

7　そんななかで同年九月十三日、私はFさんに面会しました。娘さんの高校転校問題が解決したことを知らせに行ったのでした。Fさんはよほど心配していたのでしょう、肩の荷が取れたせいで大きな声で笑ったりする事も有ったのです。翌日九月十四日の朝、Fさんは福岡刑務所に移送され、その日に死刑が執行されたのです。九月十四日の午後、私はFさんの弟と恵楓園内の中央道路で偶然出会いました。弟さんは「これ見てください。」と言って電報を差し出しました。「十四ヒF（名字）シス」と書いてあるではありませんか。昨日会って、まだ二十四時間しかたっておりません「なんで！」と胸が張り裂けそうでした。そして私の記憶から十三日の面会が消えてしまったのです。一九六二年九月十三日面会に行ったことを確かめたのは、入江信さんにFさんの遺品を見せてもらった時に、Fさんが備忘録には一日おきに記入していたと知らされて、私の名前がないことを確認して漸く私は十三日に面会したことを呑み込めたのです。死刑執行の前夜には鯛の尾頭付きが出るという話を聞いたことがありますが、Fさんの場合には、それはなかったのだろうと思います。前夜の夜中に福岡刑務所への移送通知書が来ているのですから。Fさんはだまされたように連れて行かれたのではないかと思われてなりません。関原弁護士は、「福岡刑務所に移送されると刑が執行されるので、鉄格子にしがみついてでも出て行くな」とFさんに言っていたそうです。関原弁護士は、「腕がもげてもしがみついておけ」と言っていたのに、と二〇〇二年四十回忌に来園された時に話をされました。入江信さんは、「Fさんは福岡高裁で証言できると考えたのではないか」と言っていましたが、私はありうる話だと聞いていて思いました。

8

この菊池事件の背景には、恵楓園内に刑務所を作るという話があり、当時自治会長であった増重文氏は、刑務所建設の撤回を求めて、当時の患者係り面会室に火の気もない厳寒の深夜に園長に面会を求めて座り込み、夜中に出てきた園長に対して刑務所を園内に作るなら座り込みも辞さない、杭を打つなら私の脳天に打てと迫り、現在地に変更された経緯は患者運動史の中でも特筆されるべきものであります。

昭和二十六年十一月には、プロミン治療による軽快退所第1号が恵楓園を出て行きました。同年十月に一〇〇〇床拡張工事が終了したもののそれは、強制収用が強化されることであり一月には山梨で翌日に長男が強制収用され消毒されることに絶望してか一家九人が農薬自殺するという出来事があり、諸悪の根源である「らい予防法」の改正へと全患協の運動が向かっていく必然があったのです。一〇〇〇床の増床はしたが、患者は増えないので患者を入れるようにとの療養所の要請、厚生省の指示によって、県は患者への入所勧告を行ったのです。

そんな状況のもとで、Fさんは入所勧告を受けました。療養所に行けという通知を受け取ったものの、Fさんは逃げて北九州で日雇いの仕事をしていました。九州大学での診断はハンセン病じゃないということでした。良かった良かったと「怨恨で殺害した」とされた△△と酒を汲み交わし喜んでいたとは、Fさんの親族からも聞きました。その後、ダイナマイト事件が起きました。Fさんは容疑者とされ嫌がっていた恵楓園の拘置支所に収容されました。

Fさんの親族が保釈金を積んで保釈請求しようという動きがありました。しかし、当時の恵楓園長が「保釈しても恵楓園に入らんといかん。」と言ったそうです。親族もハンセン病から逃れられないことを知り、距離をおくようになり、Ｆさんもこれを聞いて絶望し、母親と娘に会って死のうとして逃げ出したのだそうです。

9　Ｆさんが病気であったのかどうか私たちは知りません。額の一部が紅かったかなあ、と云う人もいましたが、何も障害はありませんでした。大きな体で健康そのものでした。そんな状態の人だったら、自宅療養で済む話です。

　検証会議の皆様にと言うより検証会議だから申し上げます。Ｆさんは本当にハンセン病であったのでしょうか、二〇〇二年四十回忌に来園された関原弁護士は私の問いに、九州大学で診断を受けたと言われたのです。そして患者ではないと診断されていたと言うのです。百歩譲ってＦさんは患者であったとしてもハンセン病は治っていたと思います。医療刑務所から出して、普通の刑務所に入れることもできたと思います。彼が親族をかばい続けアリバイを主張できなかったことも、回復者であったならばアリバイが主張できたのではないでしょうか。法は、社会の道徳の基本と言われますが、Ｆさんはハンセン病患者のままでなぜ刑を執行されたのでしょうか。患者であったから殺したのでしょうか。遺書を書く暇さえ与えなかったのか、遺書は書けなかったのでしょうか、Ｆさんには再審請求を却下したことを刑執行前に知らせていたのでしょうか。入江信さんと、関原弁護士は遺品の中に却下通知書が見当たらず、別の遺品を確かめていたら何故か一度確かめた包みの上に、却下通知書があったと新人文学には書かれています。

一九六二年四月二十三日熊本地裁第3回再審請求
九月十一日中垣法務大臣死刑執行指揮書押印
九月十三日志村面会
九月十三日再審却下
九月十三日夜福岡刑務所移送通知
九月十四日7時45分医療刑務所発
九月十四日10時30分福岡刑務所着
九月十四日13時07分刑執行

十三日、私の面会以後、急速に刑執行にことが進んだことは確かです。「刑執行の原因の一つになったことは否定できない、（関原弁護士談）」を聞いて、私には果たすべきものが何であるのか、未だに定かではありませんが、菊池事件が私の中では未解決であることだけは確かです。検証会議としてもできる限り菊池事件の全容解明に務めて頂きますように、お願いいたします。

以上

平成十六年六月十六日第十八回検証会議――菊池恵楓園にて

◉父のこと

私の最初の父の記憶は三歳の頃のこと、父が旧国鉄の職員として遠い昔に廃線となった、佐賀線の筑後川に架かる昇開橋に勤めていた時のことである。

佐賀線は長崎本線佐賀駅から鹿児島本線瀬高駅間の単線鉄道で昇開橋は現在も残されている。私は昭和八年一月の生まれで、昇開橋は昭和十年の営業開始とあることからすれば、三歳の私は福岡県の若津港近くの田んぼの中の一軒家の借家で暮らしていたことになる。

現福岡県大川市の市街地の外れで田んぼが残っているので、あの辺りに居住していたようだ。当時は帆船が優先航行していたようで列車の本数も大変少なかったようである。

父方の両親と、父に抱かれてあの昇開橋までレールの間に渡された道板を通り、昇開橋の上に乗るので半端でない怖さで昇開橋への途中から父にしがみつき泣き通したことを覚えている。私の高所恐怖症はこの時期から始まったのかもしれない。昇開橋は現在も国重要文化財及び機械遺産に指定されていて八十五年前の姿を留めている。

父は、私が菊池恵楓園に入園してから話してくれたように思うが、それによると高等小学校卒業後は日用品を売る小さな店と豆腐の商いで貧しい暮らしだったという。

そんな生活を抜け出すために有り金で門司までの切符を買い、長崎本線に飛び乗ったものの、さて大阪まで行くのに何をして金をつくろうかと思案している間に家族が追ってきて敢え無く連れ戻されたと話してくれた。

目的は働きながら専門学校での教育を受けたかったからの家出であり、家族の理解もあって夜学に通い国鉄入社を果たした。

当時、男子は二十歳になれば徴兵検査があり、一八〇センチの長身であった父は、当時としては長身で徴兵検査は甲種合格し佐世保銃砲部隊に入隊、徴兵除隊後は伍長として在郷軍人隊長も務めたと話していた。

母親のことも書いておきたい。母は台湾台中の生まれである。私にとって祖父にあたる父親が台中の郡役所に勤務していたために三歳まで台湾での生活であったというが、本人は台中の生活は記憶にないということである。

姉二人と長兄は中学校と女学校を卒業したが、帰国後は母の実家に戻り典型的な田舎暮らしであった。三反ばかりの田んぼと畑が数か所にあって一部は桑畑があり、藁ふき屋根の二階では蚕を飼い機織り機があった。

一つだけ変わっていたのは集落を貫く通りに面して石積の二メートルほどの塀があり、中央に石畳の入口があり梅の古木が枝を張っていたことだった。

母より下には弟妹がいたが、母から下は父親の死で学資が足りず母には師範学校への勧めがあったと聞いているが、母は先生が何故か嫌いで家の手伝いをしていたようで、父の徴兵が終わってから、血縁ではないが遠い親戚にあたる父と十代で結婚、私がこの世に生を受けたが母とは十九歳しか離れていない。

長兄は旧満州に就職し弟は手先が器用で働きながら工業学校に行き、精密機械工場に勤めたことから母方には祖母と末の妹の二人となり、私たち一家は母親の生家で生活を共にすることになった。

父も昇開橋から転勤になり母の生家から職場に通勤していたが、私が何歳の時かは記憶にはないが、家具の大川それも周りには家がなく田んぼの中の一軒家で生活していたために、友達との付き合いもなく一月生まれで小学校低学年は悲惨であった。

戦争が始まると父の転勤で虹の松原の近くで間借りしていたことを覚えている、二年ほどして父は元の職場に戻ったが、国鉄は転勤が多い職場で転校生として学校にも友達にも馴染めなかった。

戦争は激しくなり、万歳々で出征兵士を送る陰で遺骨がひっそりと帰ってくるようになり、父は母親に相談することも無く父の兄弟に志願兵として出征することを告げた。

三十八歳で何ができるのかと反対されたが、千葉の鉄道連隊に入隊し、コロナでクローズアップされた武漢に配属され、私が中学二年の初めに復員し国鉄に復帰したが駅長で赴任が決まったのだが、労使交渉の激しさと敗戦のショックが癒えず母の姉婿から干物の商売に誘われて、主に北海道の干物を手広く扱う会社になっていた。

私が菊池恵楓園に入園した後は、熊本市場にも毎週のように来ていたようで、月に一度は面会に訪れていたが、私の社会主義運動については自分が隔離される立場であれば自称右翼といっていた父親が、「お前の運動は理解できるが本名で新聞種になるようなことはしてはならない」ということで志村康を名乗ることになった。

終わりに

私に初めに書くことを勧めたのは、私の生涯で最初の師である増重文氏である。自治会機関紙に原稿が不足するからの誘いで、文章を書くという行為は恥を書くことでもあり気楽に書けばよいという教えであった。

ずいぶんと恥の短文を書いてはきたが、本にすることなど考えたことも無く手元には殆ど残っていなかった。

板井優弁護士の古希の祝いと出版記念に招待され、何故か上座が用意されて何かあるなと感じてはいたが、案の定スピーチすることになった。一九九九年の賀状に「正義は我にあり必ず勝つ」と書いたら板井優弁護士から「正義で勝つのではない」と意外な言葉をかけられた。

二年ぐらいたってパスカルの語録にたどり着いた。「力のない正義は無力である」、そして「テーミス」の像は女神でありながら剣を持っているではないかというような話をしたように思う。

それから、しばらくの日を置いて国賠訴訟支援の会代表の北岡秀郎氏を通じて意外にも板井優弁護士から、「生きた証に出版を進めるように」という話をされていたとの伝言を受け、どうするか迷ったが兵庫県解放教育研究会『むらぎも通信』の山下峰幸氏に私の書いたものが残っておればと連絡したら直ぐに送付をいただいた。

国賠訴訟に対して二日に亘る聞き取り、冊子にして頂いたことに今回の出版の大半が詰まっていることを明記しておきたい。

『むらぎも通信』を知ったのは私が再入園する直前に、恵楓園在園中に社会党の仲間であった青木伸一氏が肝がんの末期となり『むらぎも通信』その他を志村君読んでくれないかと分厚い量を託された。

同じ病棟であったことから毎日見舞っていたが、家族が付き添うようになって遠慮がちになり、やがて次の世に旅立たれた。

三十年近い社会復帰であったが最終的に再入所せざるを得なくなり、一番多く資料などが残っていたのは菊池恵楓園自治会機関紙『菊池野』誌であり、「菊池野編集部」には大変お世話をいただいた。

特に編集部の川畑佳代氏には、原稿纏め作業を自宅に持ち帰り大変にご苦労をお願いすることになり深く感謝申しあげます。

兵庫県に所在の『むらぎも通信』の関西弁は九州の標準語に直していただきました。

最後に北岡秀郎氏には透析の間を縫っての編集に対して、お礼の言葉も見当たらないし、ただ感謝の言葉しかありません。

出版に際して多くの方々に関わっていただきました、有難うございました。

解説

北岡秀郎

志村康という人

志村康（八八歳＝二〇二二年六月現在）は、少年期にハンセン病を発症しハンセン病療養所菊池恵楓園に入所した。一時期「軽快退所」し、父の支援を得て養鶏業を営み成功したこともあったが、後遺症が悪化し再入所した。

その間、自らを入所せしめた「らい予防法」の不当性を問う闘い、あるいは療養所の待遇改善の闘いの先頭に立ち、全国のハンセン病運動の象徴的立場になっている。同法が廃止されてからも、それによる被害や将来の安寧を訴え、社会に根付いた偏見・差別を解消する闘いを続けているが、闘いの局面において、様々な声明、決議、コメント等の発言あるいは自治会機関誌で思いを書き続けてきた。

ところが筆まめのわりに自らの生い立ちや心情を綴ったものはほとんどない。書籍として世に出したものは本書が唯一無二と言ってもいい。本書の出版にあたっても「出版する意義があるのか」と問うた。

私は、違憲国賠訴訟の以前から療養所に出入りしていたことから、三〇年近い付き合いになるが、彼の生き方そのものが、わが国の人権問題の学びであると思ってきた。決して強くない身体で、入退院を繰り返しながら、意志の強さで生きてきたといってもいい。その生き様こそが出版の意義だと答えてきた。

思えばそのような人は療養所に何人もいた。その多くは鬼籍にはいった。志村康はわずかな生き残りの一人だ。逝った人の中には様々な書籍を書き残した人も少なくない。そして色んな賞を受賞したり、文学史に残る作品を世に出した者もいる。だが志村康の場合、それらの人たちとは少々離れた位置にいて、社会活動家としての印象が強い。自らのおかれた社会構造を分析し、方針を立て、実行の先頭に立つ。その彼が書くものは小説や詩ではない。運動方針であり、行動提起であり、社会評論である。そしていまも八八歳とは思えない行動力を発揮し、菊池恵楓園自治会会長、全国原告団協議会会長などの要職をこなし、菊池事件の再審に生涯をささげている。余人にできることではない。


ところで本書には、色々な裁判の引用がある。進行の過程で書き留めた内容、求められた文章など、事態が前後している。特に、裁判に関するものでは、いろいろな刑事・民事裁判が対象になっていて解かりづらいので最後に整理しておこう。

民事訴訟

①ハンセン病違憲国家賠償請求訴訟

初めて「本物の法廷」で開かれ、国民世論の後押しを得てすすめられた裁判である。熊本の国立療養所・菊池恵楓園と鹿児島の同・星塚敬愛園の入所者一三人が原告（第一陣）として一九九八年七月三一日に熊本地方裁判所に提訴された。その後、追加提訴を重ね最終的には四〇〇人を超える原告数に達した。国のハンセン病政策の違法を問うたこの訴訟が、その後取り組まれる色んな訴訟のおおもとになっている。

追いかけて一九九九年三月二六日に、東京訴訟が提訴された。同年七月二七日に、岡山地裁に、瀬戸内三療養所の入所者らが提訴。「ハンセン病瀬戸内訴訟」と呼ばれる。

志村康が参加したのは熊本訴訟である。熊本での闘いを中心に記述する。

支援組織の発足

提訴後、一九九八年一〇月一〇日には「ハンセン病国賠訴訟を支援する会・熊本」が、熊本市電通会館において一〇〇人弱の参加を得て発足した。翌日には大分における支援組織も発足した。鹿児島も療養所のある鹿屋市を中心に後に続いた。志村康が、提訴にあたって心配した「孤立した闘い」を払しょくさせるものであった。

支援する会・熊本が最初に取り組んだのは、熊本市民会館大会議室における市民集会「映画・あつい壁」上映と「志村康の講演」であった。発足直後の一一月のことである。映画『あつい壁』は、古い映画であったが監督の中山節夫氏が飛び入りで挨拶する場面もあった。この時の参加者は二〇〇人程であったろうか。志村康の講演も食い入るように聞かれていた。ほとんどの参加者がハンセン病関係の当事者の話を聞くのは初めてであった。それまでも「らい予防法」廃止等の時期にハンセン病の学習会などが民主団体の主催で開かれた事実があるが、講師として迎えたのは菊池恵楓園の園長であった。入所者の話を正面から聞くという発想は、当時は民主団体にも浮かばなかったのであろう。戦後、栗生楽泉園の重監房の人権侵害を究明・追求した人たちとの認識の違いは今だから思うことではあろう。

市民集会

第一回口頭弁論が同年一二月一七日に開かれたが、それに合わせ熊本県立劇場大会議室で四〇〇人程の参加で市民集会が開かれた。この集会のメインは、九州産業大学教授・林力氏の「らい者の息子として」と題する講演であった。

この後は比較的小さな集まりで学習会を無数に繰り返している。さらに裁判が開かれるたびに、終了後の報告集会は欠かさず開かれた。また裁判の進行を伝えるニュースを発行し、当時七〇〇人以上いた入所者に手渡し続けた。入所者自治会や療養所の労組が裁判について慎重な姿勢を取り続けていたからである。しかし、これはその後の原告の拡大に大いに役立ったものと思う。

結審前夜集会

結審が近づくに連れ、大きくなった原告団の中では、世論の高まりを感じて「もしかしたら国に勝つのではないか」という気持ちが出て来た。それを形としてあらわす「結審前夜集会」を計画した。二〇〇〇年一二月七日のことである。一二月八日に最終弁論を行い事実上の結審を迎えた（手続き上の結審は翌年一月一二日）。裁判官も人間である。国を負かす判決を書くのは国民の大きな支持が無ければ書きづらいだろう、との思いもあった。それに判決後、国民の意識を変える仕事が待っている。その為には一〇〇〇人規模の集会は必要と判断した。会場は県立劇場演劇ホールを予約した。せっかくの演劇ホールなのでオープニングに、栗生楽泉園の谺雄二氏の詩「ライは長い旅だから」を朗読した。各療養所からの入所者発言は、会場いっぱいに詰めかけた参加者の心を打った。翌日の、裁判所にもこの夜の興奮は持ち越された。

判決前夜集会

結審から判決へ向けては、もっぱら裁判所に対する「公正判決要請署名」の運動となる。結審以降は、マスコミの報道も多くなり好意的な記事も多かった。ただ、その中身は、数奇な運命をたどった人、といった取り上げ方が多く、事の本質に迫る報道は少なかったように思う。それでも世間で知られてきた結果、署名は一二万筆を超えた。ハンセン病関係としては予想を上回るものであった。その最終集計は、判決前夜集会で報告された。

集会は、二〇〇一年五月一〇日、熊本市内中心部の白川公園の広場に舞台を組んで開かれた。参加者は二〇〇〇人を超えた。この集会の演出は、全国一三の国立療養所を象徴するものとして、各園の納骨堂でローソクに点火し、菊池恵楓園に集約したものをランタンに移し替え、菊池恵楓園の納骨堂から会場の白川公園まで歩いて運んだ。この道こそ患者が収容されるとき、菊池恵楓園へと続いた道であった。それを逆にたどったことになる。

判決

二〇〇一年五月一一日、判決は下った。「勝訴」の垂れ幕が掲げられた。国のハンセン病政策が憲法違反であったことが明確に判定された。ここでは判決の評価は別に弁護団等から多数表明されているのでそちらに譲る。

この判決を機に世論が大きく変わったことは確かである。大きな流れとしては変わったが、人々の心の奥深いところまで変わったかと言えば、それには届かなかったと思える。判決後に起きた様々な出来事がそれを教えている。

違憲国家賠償請求訴訟で敗訴した国が、その判決を受け入れ「きわめて異例だが……」として控訴を断念したことは、国民世論の勝利と言える。当時の小泉純一郎首相は謝罪談話をだし、全国五〇数紙に厚生大臣の謝罪が掲載された。

判決直後に「ハンセン病補償法」が成立し、裁判していない入所者、たとえ戦前でも、あるいは短期間でも収容されたものは相応の補償を受けられる仕組みができた。非入所者への救済措置も不充分ながら取られた。退所した後の給与金の支給などもその仕組みのひとつである。

韓国・ソロクト更生園、台湾・楽生療養院訴訟

これはかつて（戦前）日本の植民地であった朝鮮半島、台湾の地に、日本が作って収容したハンセン病療養所である。日本の手で収容された人々が未だ療養生活を送っている場合がある。あるいはその後出所した人々もいる。それらの人々に対し、日本政府として補償すべきだ、とする訴訟である。どちらも東京地裁に提訴されたが、結果は韓国敗訴、台湾勝訴という、相反する判決が下った。

その後の交渉の結果、両国等へも補償法を適用することで決着した。これにより日本と同様の補償を受けた。その後、同家族の救済も図られている。

②ハンセン病家族訴訟

ハンセン病問題で大きな比重を占めるのは、強制収容された本人はともかく、残された家族の問題であった。多くの入所者は家族を世間の偏見・差別から守るため関係を断ち、家族は入所者をすでに「死亡した者」、あるいは「失踪した者」として取り扱っていた。そうすることで世間の偏見の目から逃れようとした。中でも幼子を残して収容された場合は悲惨な状況であった。ただ国賠訴訟が勝利したのちも、やはり変わりなくひっそりと暮らしていた。判決後家族の下に帰った人も若干はいた。それらの原告が語っていたのは、「家族としての実感がない」「他人同士の同居」の感じだという。

それら家族のうちのごく一部六〇〇人強ではあっても、家族固有の被害としての訴えを二〇一六年五月一五日に提訴するまで違憲国賠訴訟の勝訴から実に一五年を要している。二〇一九年六月勝訴判決後、家族補償法が制定され判決額を大きく上回る金員が支給されることになったが、対象者として予想される家族三万人余の一〇%程度の申請しか出ていない。やはり申請することで偏見に晒されるよりひっそりと暮らす道を選んだものといえる。ほとんどが配偶者にも家族にハンセン病患者がいることを隠さざるを得ない今の社会の結果でもある。

この訴訟では、結審集会が熊本県立劇場大会議室、判決前夜集会がくまもと森都心プラザホールで開かれ、タナバタが近かったことから巨大笹飾りにみんなの願いを書いた短冊が飾られた。

刑事事件

①「特別法廷」と「監禁室」

世に出ていない刑事事件、療養所内で拘束され、起訴され、公判に付され、判決に至った刑事事件は一〇〇件近くにのぼる。これについては、ハンセン病患者には自動的に療養所内の「特別法廷」で裁くことを容認・許可していたとして二〇一五年四月に最高裁判所が謝罪している。

そのほかに施設長による私的懲罰も制度化（懲戒検束規定）され、実施されてきたが記録さえない場合が多い。これは各園に設けられた「監禁室」がそれにあたる。なかでも群馬県草津の栗生楽泉園に設置された「特別病室」は「重監房」とよばれ、生きて出ることは難しいところと全国の入所者に恐れられた。

②菊池事件

一九五一年八月、熊本県菊池地方で起きたダイナマイト爆発事件、および翌年六月の殺人事件を合わせて菊池事件と呼ぶ。

同地方のある村役場職員宅に、深夜、竹竿にくくられたダイナマイトが投げ込まれ職員と家族が負傷した（ダイナマイト事件）。当該職員が、同村のF氏を熊本県にハンセン病として通知したことを恨んでの犯行とされ、特別法廷で懲役一〇年が言い渡された。控訴棄却。証拠品捏造の疑いが強いとされる。F氏は、刑期終了後も療養所に終生隔離されることをはかなんで自殺を思い立ち、その前に母親と一人娘に会うことを決意、一九五二年六月、園内の拘置所を脱走。

同年七月七日当該村役場職員の刺殺死体が発見された（殺人事件）。この犯人もF氏とされ、七月一二日、同村山中で発見され巡査の発砲で負傷したところを殺人容疑で逮捕された。特別法廷で裁かれたが、まともな証拠もなく、正常な弁護も受けられず、死刑が言い渡され最高裁で確定した。戦後の第二次無らい県運動のあらしが吹き荒れる中での事件であった。

F氏は三度にわたる再審請求をしたが一九六二年九月一四日福岡刑務所に移送され同日死刑が執行された。

志村康は、F氏最後の面会人となった。それは死刑執行前日の九月一三日であった。

③菊池事件国賠訴訟（民事訴訟）

通常、再審申し立ては、本人または限られた親族によってなされる。菊池事件の場合、再審申し立て可能な子がいるものの、ハンセン病に対する偏見・差別が厳しく、親族からも申し立てしないようにとする圧力の下で、事実上不可能な状態が続いている。このような場合、公益の代表者たる検察官が再審請求を行うことが求められる。菊池事件再審弁護団は、検察官に対し再審申し立てを行うよう七万筆あまりの署名を添えて再審請求を促したが、検察庁はこれに応じようとしなかった。

そのため「検察官が再審を申し立てないことによって精神的被害を受けた」として療養所入所者自治会の会長ら六人が、二〇一七年八月二九日、熊本地裁に国家賠償請求訴訟を提起した。これが菊池事件国賠訴訟である。

二〇二〇年二月二六日判決が言い渡された。結果は予想された通り敗訴であったが、その理由の中で極めて重要な判示がなされた。

それは、被告人F氏の菊池恵楓園内の特別法廷は「法の下の平等を定める憲法一四条に違反する」。また開催場所や審理を総合的に見て男性の「人格権を侵害した。これは憲法一三条に違反する。」さらに裁判の「公開原則を定めた憲法三七条、八二条に違反する疑い」がある、というものである。

原告側は控訴しなかった。高裁ではこれ以上の判決は望めないと判断し、この判決を確定させることで、後の再審の武器にしようと考えたものである。

④菊池事件再審申し立て

再審請求権を持つ親族がいても周囲の偏見・差別や、公表されることによるリスクを考え事実上申し立てができず、かつ公益の代表たる検察官が再審の申し立てをしない状況の下で、入所者や関係者が編み出したのが「国民的再審請求」の申し立てである。

二〇二〇年一一月一三日にこの申し立てが約一〇〇〇人によって熊本地裁に提出された。これは刑事訴訟法によるものではなく、わが国で初めての請願権による再審申し立てである。

この申し立てを支持し裁判所に再審を促す署名運動が全国的に行われている。再審の要求が国民的に存在することを具体的に裁判所に示し、裁判所が、再審請求を受けやすくする重要な意義を持つ。

このようにハンセン病問題の運動は、裁判を軸に闘われてきた。その意味は「裁判所の中」ということを意味しない。社会的ムーブメントと隔離・絶滅政策を実行してきた国との闘いの接点が裁判所であった。社会的ムーブメントの力を大きくすることによって、裁判の勝利、その後の交渉を通じて、事実上の勝利を実現してきた。思えば、刑事事件としての菊池事件判決確定後のF氏本人の再審請求の時、それを支持する社会的ムーブメントはどの程度存在したのであろうか。全国の入所者自治会や著名人、国民救援会等諸団体の行動記録が残されている。

しかし、それは国民的運動というには程遠かったし、そうなってしまった原因の大きな部分に当時のマスコミの姿勢・視点があるように思う。この点については先の違憲国賠訴訟の判決の直後、いくつかのマスコミが謝罪と反省の表明をした。それが本当に内容を伴うものであるならば、菊池事件再審を求める報道は、関係者から見れば物足りないものを感じる。

昨今の新型コロナ感染症に関しても、関係者への多くの偏見・差別が問題となっている。本質においてハンセン病問題のそれと同質のものがあるだろう。ハンセン病関係者がこれらの偏見・差別に真っ先に声を上げた理由もそこにあろう。

全国のハンセン病療養所入所者は、急速な減少と高齢化をきたしている。それでも偏見・差別される側から、社会の偏見・差別を解消する主体となっていることは心強いことである。

志村　康（しむら・やすし、園名）
1933年　佐賀県生まれ（父親は国鉄職員）
1948年　旧制中学生で発病・菊池恵楓園に入所
1965年　軽快退所、養鶏業を営む
1983年　後遺症悪化のため再入所
1998年　らい予防法違憲国賠訴訟提訴
2014年　入所者自治会会長
現職：菊池恵楓園入所者自治会会長、全国原告団協議会会長

北岡秀郎（きたおか・ひでお）
1943年　熊本市生まれ
1970年　広島大学卒、私立高校教諭、水俣病弁護団事務局員
1998年　ハンセン病国賠訴訟を支援する会・熊本事務局長
現職：ハンセン病国賠訴訟を支援する会・熊本顧問、月刊ミナマタ編集長、一般社団法人いのちのライツ・ハンセン病差別をなくす会ふくおか理事、編集・著述業

人間回復――ハンセン病を生きる

2021年8月25日　　初版第1刷発行

著者 ――志村　康
編集・構成 ―北岡秀郎
発行者 ――平田　勝
発行 ――花伝社
発売 ――共栄書房
〒101-0065　東京都千代田区西神田2-5-11出版輸送ビル2F
電話　03-3263-3813
FAX　03-3239-8272
E-mail　info@kadensha.net
URL　http://www.kadensha.net
振替 ――00140-6-59661
装幀 ――佐々木正見
印刷・製本―中央精版印刷株式会社

ISBN978-4-7634-0978-2 C0036